中职生升学考试辅导系列丛书

病理学学习指导

主编　中职生升学考试命题研究组

江苏大学出版社
JIANGSU UNIVERSITY PRESS
镇　江

内 容 提 要

本套丛书为甘肃省医药卫生类专业中职生升学考试的考前辅导用书，共六册，分别为《解剖学基础学习指导》《生理学学习指导》《病理学学习指导》《解剖学基础模拟冲刺试卷》《生理学模拟冲刺试卷》《病理学模拟冲刺试卷》。

本册为《病理学学习指导》，共15章，各章包括“学必知·考纲要求”“划重点·考点梳理”“学而思·依图自检”“名师帮·例题详解”“求突破·强化训练”多个模块。

本套丛书编委阵容强大、编写体系成熟、编写内容齐全，适合参加甘肃省中等职业学校升学考试的考生复习使用。

图书在版编目（CIP）数据

病理学学习指导 / 中职生升学考试命题研究组主编
. -- 镇江 : 江苏大学出版社, 2020.6
ISBN 978-7-5684-1372-5

Ⅰ. ①病… Ⅱ. ①中… Ⅲ. ①病理学－中等专业学校－升学参考资料 Ⅳ. ①R36

中国版本图书馆CIP数据核字(2020)第085081号

病理学学习指导
Binglixue Xuexi Zhidao

主　　编 / 中职生升学考试命题研究组
责任编辑 / 仲　蕙
出版发行 / 江苏大学出版社
地　　址 / 江苏省镇江市梦溪园巷30号（邮编：212003）
电　　话 / 0511-84446464（传真）
网　　址 / http://press.ujs.edu.cn
排　　版 / 北京同文印刷有限责任公司
印　　刷 / 北京同文印刷有限责任公司
开　　本 / 787 mm×1 092 mm　1/16
印　　张 / 12
字　　数 / 277千字
版　　次 / 2020年6月第1版　2020年6月第1次印刷
书　　号 / ISBN 978-7-5684-1372-5
定　　价 / 39.80元

前言

QIANYAN

为帮助参加甘肃省中职生升学考试的广大考生全面、系统、快速、高效地复习、备考，我们特邀请了一批具有丰富的中职生升学考试复习教学工作经验的一线教师，他们在认真学习、研究、讨论考纲的基础上，精心编写了本套丛书。

本套丛书紧密结合甘肃省中职生升学考试实际，紧扣甘肃省中职生升学考试大纲、教材和学生实际，具有很强的地域性、导向性、实用性和前瞻性。

结构体系

（一）丛书结构

本套丛书为甘肃省医药卫生类专业中职生升学考试的考前辅导用书，共六册，分别为《解剖学基础学习指导》《生理学学习指导》《病理学学习指导》《解剖学基础模拟冲刺试卷》《生理学模拟冲刺试卷》《病理学模拟冲刺试卷》。

（二）本书结构

本册为《病理学学习指导》，共 15 章，各章包括“学必知・考纲要求”“划重点・考点梳理”“学而思・依图自检”“名师帮・例题详解”“求突破・强化训练”五个模块。

◎ 学必知・考纲要求。将考试大纲进行拆解，帮助考生快速了解各章考点，做到心中有数。

◎ 划重点・考点梳理。对大纲要求的重点和难点进行讲解，做到知识讲解全面、叙述简明扼要、重点特别标注，以帮助考生快速、准确地掌握各章重点知识。

◎ 学而思・依图自检。根据“划重点・考点梳理”的内容对各章重点知识进行梳理，建立知识脉络图，帮助考生对各章重点进行自我检查、归纳和总结。

◎ 名师帮・例题详解。精选大量经典例题，不仅全面覆盖考点，而且与升学考试题型一致，此外还附有解析和答案，便于教师讲解和考生复习。

◎ 求突破・强化训练。精心挑选习题，全面覆盖考点，帮助考生自我检测、查漏补缺，提高应试水平。

主要特色

◎ 立足最新考纲，明确复习方向。全面把握考试动态，立足最新考试大纲，准确分析大纲要求的重点内容，帮助考生明确复习方向，避免做无用功。

◎ 力求科学讲解，确保复习效率。对知识讲解做到全面而扼要，重点部分进行特别标注，以帮助考生快速、准确地掌握重点知识，同时建立知识脉络图，帮助考生进行自我检查、归纳和总结，做到事半功倍。

◎ 精心挑选题目，保证复习成果。选取经典例题进行解析，全面展现考点、解题要点、易错点，帮助考生加强对重点知识的记忆；精心挑选强化训练习题，帮助考生进行自我检测、自我提升，以切实全面掌握重点知识。

本套丛书编委阵容强大、编写体系成熟、编写内容齐全，相信使用本套丛书的考生在备考期间会达到很好的复习效果。最后，预祝各位考生考试顺利、旗开得胜！

目录

第一章 绪 论

学必知·考纲要求

1. 病理学在医学中的地位。
2. 病理学的研究方法及其临床应用意义。
3. 疾病的概念。
4. 疾病的经过与转归。

划重点·考点梳理

考点 1　病理学在医学中的地位

病理学包括病理解剖学和病理生理学两大部分，前者主要侧重从形态结构变化的角度观察和研究疾病，后者主要侧重从功能和代谢的角度观察和研究疾病。两者相辅相成，联系密切。

病理学是医学基础学科之一，其在医学教育、临床诊治和科学研究中都扮演着重要的角色。第一，病理学是基础医学与临床医学间的桥梁，学习病理学必须以解剖学、组织胚胎学、生理学、生物化学等基础医学为基础，同时，病理学又是学习内科学、外科学、妇科学和儿科学等临床医学的基础。第二，在临床诊治过程中，病理学是目前为止诊断和确诊疾病最为可靠的方法之一，尤其是在肿瘤性疾病的诊断中，病理学诊断具有不可替代的作用。第三，几乎所有的医学科学研究领域都要应用病理学进行研究。

考点 2　病理学的研究方法及其临床应用意义

1. 活体组织检查

活体组织检查简称活检，是通过局部切取、钳取和细针穿刺等手术方法，从活体内获取病变组织进行病理诊断的方法。活检是目前临床病理学研究最常用的方法，是迄今诊断疾病最可靠的方法。

主要临床应用意义：① 确定病变性质，了解病变范围，为临床提供可靠诊断；② 可协助临床医生选择最佳的手术治疗方案；③ 在疾病治疗过程中定期活检有助于了解病变的发展和判断疗效。

2. 尸体剖检

尸体剖检简称尸检，是对死者的遗体进行病理解剖检查。

主要临床应用意义：① 查明死因，确定诊断；② 协助临床总结诊疗过程中的经验教训，指导临床诊断；③ 及时发现和确诊某些新发疾病、传染病、流行病和地方病等，为疾病的防治措施提供依据；④ 积累疾病的人体病理资料，收集疾病的病理学教学标本，促进病理学及整个医学的发展。

3. 细胞学检查

细胞学检查是采集病变处的细胞，制成细胞学涂片，进行光镜检查，做出细胞学诊断的方法。

主要临床应用意义：细胞学检查操作简便，患者痛苦小，可广泛用于疾病的普查，特别是肿瘤普查和高危患者的筛选。

4. 动物实验

在适宜的动物身上复制出人类疾病的动物模型，用以研究疾病的病因、发病机制、病理改变、疾病转归及药效学、药动学等的方法，称为动物实验。但由于人与动物之间毕竟存在差异，因此不能将动物实验结果不加分析地套用于人体。

5. 组织和细胞培养

组织和细胞培养是指将某种组织或单细胞用适宜的培养基在体外培养，研究在各种因子作用下离体组织、细胞病变的发生和发展及外来因素的影响。该方法对于肿瘤细胞的生长、细胞癌变、病毒复制、染色体变异等方面的研究具有重要意义。

考点 3 疾病

1. 疾病的概念

疾病是指机体在一定病因和条件的作用下，自发调节发生紊乱而导致的异常生命活动过程。

2. 疾病的经过

疾病的发生发展是一个过程，通常可将其分为以下四期：

（1）潜伏期

潜伏期：指从病因入侵到该病临床症状出现前的时期。

（2）前驱期

前驱期：指从症状开始出现到发生典型症状前的时期。

（3）临床症状明显期

临床症状明显期：指出现该病典型症状的时期。

（4）转归期

转归期：指疾病的最后阶段。

3. 疾病的转归

疾病的转归是指疾病发生发展过程中所呈现的发展趋势和结局，可分为康复和死亡两种表现。

（1）康复

① 完全康复：指患病时所致的损伤完全消失，机体的形态结构、代谢和功能完全恢复正常。② 不完全康复：指患病时所致的损伤得到控制，主要症状和体征消失，但机体发生改变的形态结构、代谢和功能并未完全恢复正常，或留有后遗症，机体通过各种代偿机制可以维持相对正常的生命活动。

（2）死亡

临床上传统判定死亡的标志是心跳、呼吸永久性终止。死亡过程分为三期：① 濒死期，主要表现为意识模糊或丧失、各种反射迟钝或减弱、呼吸不规则和血压降低等。② 临床死亡期，主要表现为心跳、呼吸停止，各种反射消失，及时抢救患者有望复苏。③ 生物学死亡期，即死亡的不可逆阶段。

脑死亡是指全脑功能不可逆地永久性丧失。主要判断标准：① 无自主呼吸；② 不可逆性昏迷或对外界的刺激完全失去反应；③ 脑干神经反射消失（瞳孔对光反射、角膜反射、咳嗽反射和吞咽反射等）；④ 瞳孔散大、固定；⑤ 脑电波消失；⑥ 脑血液循环完全停止。

学而思 · 依图自检

- 绪论
  - 病理学在医学中的地位
  - 病理学的研究方法及其临床应用意义
    - 活体组织检查
    - 尸体剖检
    - 细胞学检查
    - 动物实验
    - 组织和细胞培养
  - 疾病
    - 疾病的概念
    - 疾病的经过
    - 疾病的转归

名师帮 · 例题详解

一、单项选择题

【例 1】侧重从功能和代谢的角度研究和观察疾病的是（　　）。

A．病理生理学　　B．病理解剖学

C．遗传病理学　　D．分子病理学

【解析】本题考查对病理解剖学和病理生理学研究任务的鉴别。病理学包括病理解剖学和病理生理学两大部分，前者主要侧重从形态结构变化的角度观察和研究疾病，后者主要侧重从功能和代谢的角度观察和研究疾病。故正确答案为 A。

【例 2】通过局部切取、钳取和细针穿刺等手术方法，从活体内获取病变组织进行病理诊断的方法称为（　　）。

A．活检　　B．尸检

C．细胞学检查　　D．组织和细胞培养

【解析】本题考查活体组织检查的概念。活体组织检查简称活检，是通过局部切取、钳取和细针穿刺等手术方法，从活体内获取病变组织进行病理诊断的方法。故正确答案为 A。

【例 3】对疾病普查有重要意义的病理学研究方法是（　　）。

A．活体组织检查　　B．细胞学检查

C．尸体剖检　　D．组织和细胞培养

【解析】本题考查细胞学检查的主要临床应用意义。细胞学检查操作简便，患者痛苦小，可广泛用于疾病的普查，特别是肿瘤普查和高危患者的筛选。故正确答案为 B。

【例 4】临床死亡期的表现不包括（　　）。

A．心跳停止　　B．反射消失

C．代谢停止　　D．呼吸停止

【解析】本题考查临床死亡期的主要表现。临床死亡期的主要表现为心跳、呼吸停止，各种反射消失，及时抢救患者有望复苏。此题为选非题，故正确答案为 C。

二、多项选择题

【例 1】尸体剖检的主要临床应用意义包括（　　）。

A．查明死因，确定诊断

B．协助临床总结诊疗过程中的经验教训

C．及时发现和确诊某些新发疾病、传染病、流行病和地方病等

D．为教学和科研积累宝贵资料

E．用于疾病普查

【解析】本题考查尸体剖检的主要临床应用意义。其主要临床应用意义：① 查明死因，确定诊断；② 协助临床总结诊疗过程中的经验教训，指导临床诊断；③ 及时发现和确诊某些新发疾病、传染病、流行病和地方病等，为疾病的防治措施提供依据；④ 积累疾病的人体病理资料，收集疾病的病理学教学标本，促进病理学及整个医学的发展。故正确答案为 ABCD。

【例 2】完全康复是指（　　）。

A．患病时所致的损伤完全消失

B．机体的形态结构完全恢复正常

C．机体的代谢完全恢复正常

D．机体的功能完全恢复正常

E．机体通过各种代偿机制可以维持相对正常的生命活动

【解析】本题考查完全康复与不完全康复的辨别要点。完全康复是指患病时所致的损伤完全消失，机体的形态结构、代谢和功能完全恢复正常。不完全康复是指患病时所致的损伤得到控制，主要症状和体征消失，但机体发生改变的形态结构、代谢和功能并未完全恢复正常，或留有后遗症，机体通过各种代偿机制可以维持相对正常的生命活动。故正确答案为 ABCD。

【例 3】脑死亡的主要判断标准有（　　）。

A. 无自主呼吸　　B. 不可逆性昏迷

C. 脑干神经反射消失　　D. 脑电波消失

E. 瞳孔散大、固定

【解析】本题考查脑死亡的主要判断标准。脑死亡的主要判断标准：① 无自主呼吸；② 不可逆性昏迷或对外界的刺激完全失去反应；③ 脑干神经反射消失（瞳孔对光反射、角膜反射、咳嗽反射和吞咽反射等）；④ 瞳孔散大、固定；⑤ 脑电波消失；⑥ 脑血液循环完全停止。故正确答案为 ABCDE。

三、判断题

【例 1】动物实验是病理学的研究方法之一。（　　）

【解析】本题考查病理学的研究方法。病理学的研究方法主要有活体组织检查、尸体剖检、细胞学检查、动物实验、组织和细胞培养。故此题说法正确。

【例 2】疾病的前驱期是指从病因入侵到该病临床症状出现前的时期。（　　）

【解析】本题考查疾病潜伏期和前驱期的鉴别。潜伏期是指从病因入侵到该病临床症状出现前的时期。前驱期是指从症状开始出现到发生典型症状前的时期。故此题说法错误。

四、填空题

【例 1】疾病的转归可分为__________和__________两种表现。

【解析】本题考查疾病转归的表现。疾病的转归是指疾病发生发展过程中所呈现的发展趋势和结局，其可分为康复和死亡两种表现。故空处应依次填入：康复、死亡。

【例 2】传统的死亡过程分为__________、__________、__________三期。

【解析】本题考查传统死亡过程的分期。临床上传统判定死亡的标志是心跳、呼吸永久性终止。死亡过程分为三期：① 濒死期，主要表现为意识模糊或丧失、各种反射迟钝或减弱、呼吸不规则和血压降低等；② 临床死亡期，主要表现为心跳、呼吸停止，各种反射消失，及时抢救患者有望复苏；③ 生物学死亡期，即死亡的不可逆阶段。故空处应依次填入：濒死期、临床死亡期、生物学死亡期。

五、名词解释

【例 1】细胞学检查

【解析】本题考查细胞学检查的概念。答案如下：

细胞学检查是采集病变处的细胞，制成细胞学涂片，进行光镜检查，做出细胞学诊断的方法。

【例 2】疾病

【解析】本题考查疾病的概念。答案如下：

疾病是指机体在一定病因和条件的作用下，自发调节发生紊乱而导致的异常生命活动过程。

六、简答题

【例 1】简述病理学在医学中的地位。

【解析】本题考查病理学在医学中的地位。答案如下：

（1）病理学是基础医学与临床医学间的桥梁，学习病理学必须以解剖学、组织胚胎学、生理学、生物化学等基础医学为基础，同时，病理学又是学习内科学、外科学、妇科学和儿科学等临床医学的基础。

（2）在临床诊治过程中，病理学是目前为止诊断和确诊疾病最为可靠的方法之一，尤其是在肿瘤性疾病的诊断中，病理学诊断具有不可替代的作用。

（3）几乎所有的医学科学研究领域都要应用病理学进行研究。

【例 2】试述疾病的经过。

【解析】本题考查疾病发生发展过程的分期。答案如下：

（1）潜伏期：指从病因入侵到该病临床症状出现前的时期。

（2）前驱期：指从症状开始出现到发生典型症状前的时期。

（3）临床症状明显期：指出现该病典型症状的时期。

（4）转归期：指疾病的最后阶段。

求突破 · 强化训练

一、单项选择题

1. 活体组织检查的临床应用意义不包括（　　）。

   A. 确定病变性质　　B. 了解病变发展

   C. 用于疾病普查　　D. 估计患者预后

2. 肿瘤普查和高危患者的筛选首选（　　）。

   A. 动物实验　　B. 尸体剖检

   C. 活体组织检查　　D. 细胞学检查

3. 一天，小王踢完足球后感觉很热，于是立马洗了个凉水澡。第二天早上醒来后，小王感觉头痛、头晕、食欲缺乏、咳嗽、胸闷，遂来医院就诊。小王此时可能处于疾病的（　　）。

A. 潜伏期　　B. 前驱期

C. 临床症状明显期　　D. 转归期

4. 脑死亡的概念是（　　）。

A. 心跳、呼吸停止，各种反射消失　　B. 全脑功能不可逆地永久性丧失

C. 大脑功能永久性丧失　　D. 意识永久性丧失

二、多项选择题

1. 病理学的任务是研究疾病的（　　）。

A. 病因　　B. 发病机制

C. 病理变化　　D. 经过和转归

E. 疾病的治疗

2. 下列情况中，对实施抢救有实际意义的是（　　）。

A. 濒死期　　B. 临床死亡期

C. 生物学死亡期　　D. 脑死亡

E. 无自主呼吸

三、判断题

1. 细胞学检查是目前临床病理学研究最常用的方法。（　　）

2. 动物实验结果可直接套用于人体。（　　）

3. 若患者心跳、呼吸停止，各种反射消失，可判定为脑死亡。（　　）

四、填空题

1. 活体组织检查是通过______、______、______等手术方法，从活体内获取病变组织进行病理诊断的方法。

2. 疾病的发生发展可分为______、______、______、______四期。

五、名词解释

1．动物实验

2．组织和细胞培养

六、简答题

1．什么是尸体剖检？其有何临床应用意义？

2．康复的表现有哪些？

第二章　细胞和组织的适应、损伤与修复

学必知 · 考纲要求

1．适应：概念；形态学表现；萎缩、肥大、增生的类型、影响和结局；化生的影响和结局。

2．变性：概念；细胞水肿、脂肪变性的概念、原因、好发部位；玻璃样变性的概念和好发部位。

3．坏死：概念；基本病理变化；类型和结局。

4．再生：细胞的再生能力；肉芽组织和瘢痕组织的概念和作用；肉芽组织的形态特点和结局；创伤愈合的类型。

划重点 · 考点梳理

考点 1　适应

1．适应的概念

适应是机体的细胞、组织或器官对于内、外环境的各种刺激所做的非损伤性的反应。其在形态学上表现为萎缩、肥大、增生和化生。

2．萎缩

（1）萎缩的概念

萎缩是指发育正常的实质细胞、组织或器官的体积缩小。

（2）萎缩的类型

萎缩分为生理性萎缩和病理性萎缩两种。前者是指伴随机体的发育、成熟、老化，一些组织、器官会萎缩退化。后者按发生原因可分为以下五种类型：

① 营养不良性萎缩：全身营养不良性萎缩常见于恶性肿瘤晚期、慢性消耗性疾病、长期饥饿等；局部营养不良性萎缩常因局部慢性缺血引起。② 压迫性萎缩：组织与器官长期受压，代谢减慢而发生的萎缩。③ 失用性萎缩：运动器官长期不活动而导致的萎缩。④ 去神经性萎缩：见于脑和脊髓或神经损伤引起的肌肉萎缩。⑤ 内分泌性萎缩：由于内分泌腺功能下降引起靶器官细胞萎缩。

（3）萎缩的影响和结局

萎缩的细胞、组织、器官功能下降，如脑萎缩，思维能力和记忆力减退。萎缩是一种可逆性变化，原因消除，萎缩的器官、组织和细胞便可逐渐恢复原状，若原因持续存在，萎缩的细胞最后可消失。

3. 肥大

（1）肥大的概念

细胞、组织或器官的体积增大称为肥大。

（2）肥大的类型

肥大可分为生理性肥大和病理性肥大。前者是指生理状态下发生的肥大。后者分为代偿性肥大和内分泌性肥大。代偿性肥大是由相应器官的功能负荷加重所致；内分泌性肥大是由于内分泌激素增多而使靶细胞肥大。

（3）肥大的影响和结局

肥大的组织、器官的实质细胞内 DNA 含量和细胞器增多，蛋白质合成增多，细胞功能增强（代偿），但肥大的器官功能代偿是有一定限度的，超过限度将导致器官功能失代偿。

4. 增生

（1）增生的概念

组织、器官的实质细胞数量增多，常伴有组织、器官的体积增大。

（2）增生的类型

增生分为生理性增生和病理性增生。前者是指适应生理性需要所发生的增生。后者又分为代偿性增生、再生性增生和内分泌性增生。① 代偿性增生：如部分肝脏切除后残存的肝细胞的增生。② 再生性增生：组织损伤后由周围健康细胞增生完成修复，如手术后创口处上皮组织和肉芽组织的增生。③ 内分泌性增生：内分泌功能紊乱引起的增生。

（3）增生的影响和结局

增生时实质细胞数量增多，常伴有组织、器官的功能增强，增生的原因去除后，细胞的数量，组织、器官的功能一般是可恢复的。在创伤愈合的过程中，过度的纤维增生可形成瘢痕疙瘩。某些长期不愈的慢性增生可转变为不典型性增生，并由此演变为肿瘤性增生。

5. 化生

（1）化生的概念

一种分化成熟组织或细胞被另一种分化成熟组织或细胞取代的过程称为化生。

（2）化生的影响和结局

化生是机体对慢性不良刺激的一种适应性反应，具有一定的保护作用。但它丧失了原组织的功能，也会对机体造成不利的影响，甚至可能导致癌变。如支气管鳞状上皮化生，上皮的增厚起到机械性保护作用，但由于缺乏分泌黏液的能力，丧失了纤毛的自净功能，对异物和细菌的清除作用减弱，容易发生感染；慢性萎缩性胃炎发生肠上皮化生时容易癌变。

考点 2　变性

1. 变性的概念

变性是指由于物质代谢障碍，细胞或细胞间质内出现异常物质或正常物质数量显著增多的一类形态改变。

2. 细胞水肿

（1）细胞水肿的概念

细胞水肿是指细胞内水、钠增多，引起细胞肿胀和功能下降，又称水变性。

（2）细胞水肿的原因

感染、缺氧、中毒、高热等损伤线粒体，ATP 生成减少，细胞能量供应不足，细胞膜上的 Na^{+}-K^{+}泵失灵，从而引起细胞内水、钠增多。

（3）细胞水肿的好发部位

细胞水肿多见于肝、肾、心等线粒体丰富的实质性器官。

3. 脂肪变性

（1）脂肪变性的概念

脂肪变性是指实质细胞内出现异常的脂滴。

（2）脂肪变性的原因

脂肪变性是由各种病因（长期贫血、感染、酗酒、缺氧、中毒、肥胖等）使脂肪在细胞内的转化、利用和运输过程中发生障碍所致。

（3）脂肪变性的好发部位

脂肪变性常见于肝、心、肾等器官。

4. 玻璃样变性

（1）玻璃样变性的概念

玻璃样变性，又称透明变性，是指在细胞或细胞间质中出现均质、半透明的玻璃样物质，在HE染色切片中呈均质性红染。

（2）玻璃样变性的好发部位

玻璃样变性主要见于结缔组织、血管壁及部分细胞内。

考点3 坏死

1. 坏死的概念

坏死是指活体内局部细胞、组织死亡。

2. 坏死的基本病理变化

（1）肉眼观察

失活组织颜色苍白无光泽，失去弹性，温度较低，血管无搏动，切割无新鲜血液流出，失去正常感觉及运动功能。

（2）镜下观察

① 细胞核的变化：细胞坏死的主要形态学标志，主要表现为核固缩、核碎裂、核溶解。② 细胞质的变化：坏死细胞因变性蛋白质增多，胞质嗜酸性染色增强，同时由于微细结构遭到破坏，致胞质呈红染细颗粒状。③ 间质的变化：在各种溶解酶的作用下，间质中的基质崩解，胶原纤维肿胀、崩解、断裂或液化，最后，坏死的细胞和崩解的间质融合成一片模糊的颗粒状、无结构的红染物质。

3. 坏死的类型

（1）凝固性坏死

凝固性坏死是指坏死组织因失水、蛋白质凝固，而变成灰白色或灰黄色、干燥结实的凝固体，坏死灶与健康组织分界明显，常见于心、肾、脾等器官。干酪样坏死是由结核杆菌引起的一种特殊类型的凝固性坏死。

（2）液化性坏死

组织坏死后分解液化并形成坏死腔，称为液化性坏死。常发生在含蛋白少、脂质多或产生蛋白酶多的组织，如脑、脊髓等。

（3）坏疽

坏疽是指大块组织坏死并继发腐败菌的感染，分为干性坏疽、湿性坏疽和气性坏疽三种类型。① 干性坏疽：多见于四肢末端。坏死组织干燥皱缩，呈黑褐色，与周围健康组织分界清楚，全身中毒症状较轻。② 湿性坏疽：多发生于与外界相通的内脏（肠、子宫、肺、阑尾和胆囊等）或有淤血水肿的肢体。病变部位明显肿胀，呈暗绿色或污黑色，与周围健康组织分界不清，可引起全身中毒症状。③ 气性坏疽：主要见于深达肌肉的开放性创伤，易合并厌氧菌感染。病变部位肿胀呈蜂窝状，按之有捻发音，呈棕黑色，有恶臭，全身中毒症状重。

（4）纤维素样坏死

纤维素样坏死是发生在结缔组织或小血管壁的坏死，表现为病变部位的胶原纤维肿胀、断裂、崩解为颗粒状、小条或小块状的无结构物质。常见于急性风湿病、新月体性肾小球肾炎等变态反应性疾病。

4. 坏死的结局

（1）溶解吸收

较小的坏死灶中的坏死物质可由来自坏死组织本身和中性粒细胞释放的蛋白水解酶分解、液化，然后由淋巴管或血管吸收，不能吸收的碎片则由巨噬细胞吞噬后消化，留下的组织缺损由细胞再生或肉芽组织修复。

（2）分离排出

较大坏死灶不能完全吸收，其周围发生炎症反应，中性粒细胞释放各种水解酶将坏死边缘组织溶解、吸收，使坏死灶与健康组织分离，可形成糜烂、溃疡和空洞。

（3）机化

坏死组织如不能完全溶解吸收或分离排出，则由新生的肉芽组织长入并逐渐将其取代，最后成为瘢痕组织。这种由新生肉芽组织取代坏死组织或其他异常物质的过程称为机化。

（4）包裹、钙化

较大范围的坏死组织，难以溶解吸收，或不能完全机化，则由周围增生的肉芽组织将其包绕，称为包裹。大量钙盐沉积在坏死组织中，称为钙化。

考点 4　再生

1. 细胞的再生能力

组织和细胞损伤后，由损伤的组织和细胞周围健康的同种细胞分裂、增生以恢复原有组织结构和功能的过程称为再生。根据细胞再生能力的强弱，可将人体细胞分为以下三类：

（1）不稳定性细胞

不稳定性细胞再生能力强，病理性损伤时，常常表现为完全再生性修复。如表皮细胞、呼吸道和消化道黏膜上皮细胞、淋巴和造血细胞等。

（2）稳定性细胞

稳定性细胞在生理情况下不表现出再生能力，但有较强的潜在再生能力，当组织受到损伤或刺激时，开始分裂增生，参与再生修复。如成纤维细胞、血管内皮细胞等。

（3）永久性细胞

永久性细胞是指不具有再生能力的细胞，此类细胞出生后即永久停止有丝分裂。如神经细胞、骨骼肌细胞、心肌细胞等。

2. 肉芽组织

（1）肉芽组织的概念

肉芽组织是指由新生的毛细血管、增生的成纤维细胞及炎症细胞构成的幼稚的纤维结缔组织。

（2）肉芽组织的功能

肉芽组织的功能：① 抗感染，保护创面；② 填补伤口及其他组织缺损；③ 机化或包裹异物（如坏死组织、血栓、血凝块等）。

（3）肉芽组织的形态特点

① 肉眼观察：鲜红色，颗粒状，柔软、湿润，触之易出血而无痛觉，形似鲜嫩的肉芽。② 镜下观察：新生的毛细血管常呈平行排列，向创面垂直生长，接近表面时相互吻合形成弓形突起，在毛细血管周围有许多新生的成纤维细胞，其间有数量不等的中性粒细胞、巨噬细胞等炎性细胞。

（4）肉芽组织的结局

肉芽组织在组织损伤后 2～3 天开始出现，随着修复过程的发展，其中毛细血管和炎症细胞逐渐减少，成纤维细胞转化为纤维细胞逐渐形成胶原纤维，最终肉芽组织成为无血管、由大量胶原纤维组成的瘢痕组织。瘢痕组织可进一步发生玻璃样变和收缩。

3. 瘢痕组织

（1）瘢痕组织的概念

瘢痕组织是指肉芽组织经改建成熟的纤维结缔组织。

（2）瘢痕组织的功能

对机体有利的一面：① 把伤口或缺损长期地填补并连接起来，保持组织器官的完整性。② 其抗拉力比肉芽组织强得多，可在一定程度上保持组织器官的牢固性。

对机体不利的一面：① 瘢痕收缩与瘢痕性粘连，引起器官变形及功能障碍，如十二指肠溃疡瘢痕可引起幽门梗阻。② 瘢痕组织过度增生，又称肥大性瘢痕。若突出于体表并向周围不规则扩延称为瘢痕疙瘩，临床上又称为“蟹足肿”。

4. 创伤愈合

创伤愈合是指由于机体遭到外力作用，组织遭受创伤后，通过组织再生和肉芽组织增生得以修复的过程。

（1）皮肤创伤愈合

皮肤创伤愈合分为一期愈合、二期愈合和痂下愈合。① 一期愈合：主要见于无菌手术切口。这种伤口组织缺损少、创缘整齐、无感染和异物、经黏合或缝合后创面对合严密，炎症反应轻微，愈合时间短，留下一条线状瘢痕。② 二期愈合：见于组织缺损较大、创缘不整齐、无法整齐对合或伴有感染、异物的伤口。③ 痂下愈合：发生在较浅表并伴有少量出血或血浆渗出的皮肤创伤。

（2）骨折愈合

骨折愈合过程包括四个阶段：血肿形成，纤维性骨痂形成，骨性骨痂形成，骨性骨痂改建。

学而思·依图自检

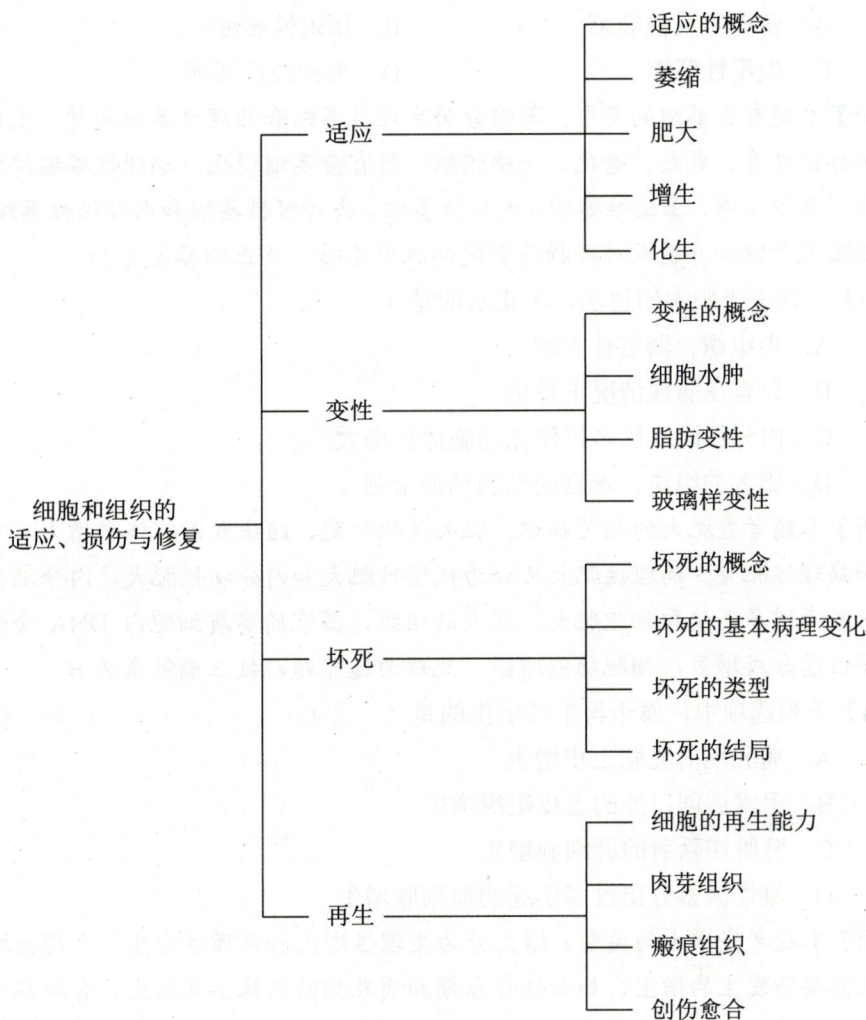

- 细胞和组织的适应、损伤与修复
  - 适应
    - 适应的概念
    - 萎缩
    - 肥大
    - 增生
    - 化生
  - 变性
    - 变性的概念
    - 细胞水肿
    - 脂肪变性
    - 玻璃样变性
  - 坏死
    - 坏死的概念
    - 坏死的基本病理变化
    - 坏死的类型
    - 坏死的结局
  - 再生
    - 细胞的再生能力
    - 肉芽组织
    - 瘢痕组织
    - 创伤愈合

名师帮·例题详解

一、单项选择题

【例 1】下列选项中，不属于机体的适应性反应的是（　　）。

A．萎缩　　B．增生　　C．化生　　D．细胞水肿

【解析】本题考查机体的适应性反应。适应是机体的细胞、组织或器官对于内、外环境的各种刺激所做的非损伤性的反应。其在形态学上表现为萎缩、肥大、增生和化生。而细胞水肿属于变性。此题为选非题，故正确答案为 D。

【例 2】神经损伤引起的肌肉萎缩属于（　　）。

A．营养不良性萎缩　　B．压迫性萎缩

C．失用性萎缩　　D．去神经性萎缩

【解析】本题考查萎缩的类型。萎缩分为生理性萎缩和病理性萎缩两种。生理性萎缩是指伴随机体的发育、成熟、老化，一些组织、器官会萎缩退化。病理性萎缩按发生原因可分为营养不良性萎缩、压迫性萎缩、失用性萎缩、去神经性萎缩和内分泌性萎缩。其中，去神经性萎缩见于脑和脊髓或神经损伤引起的肌肉萎缩。故正确答案为 D。

【例 3】下列关于肥大的说法，不正确的是（　　）。

A．指组织、器官体积增大

B．只有在病理情况下发生

C．内分泌激素增多可使靶细胞体积增大

D．肥大的组织、器官的细胞功能增强

【解析】本题考查肥大的相关知识。肥大是指细胞、组织或器官体积增大，可分为生理性肥大和病理性肥大。病理性肥大又分为代偿性肥大和内分泌性肥大，内分泌性肥大是由于内分泌激素增多而使靶细胞肥大。肥大的组织、器官的实质细胞内 DNA 含量和细胞器增多，蛋白质合成增多，细胞功能增强。此题为选非题，故正确答案为 B。

【例 4】下列选项中，属于再生性增生的是（　　）。

A．哺乳期的乳腺上皮增生

B．手术后创口处的上皮组织增生

C．肝脏切除后的肝细胞增生

D．雄性激素分泌过多引起的前列腺增生

【解析】本题考查增生的类型。增生分为生理性增生和病理性增生。生理性增生是指适应生理性需要所发生的增生，如女性青春期和哺乳期的乳腺上皮增生、育龄期女性子宫内膜增生。病理性增生又分为代偿性增生、再生性增生和内分泌性增生。代偿性增生，如

部分肝脏切除后残存的肝细胞增生。再生性增生指组织损伤后由周围健康细胞增生完成修复，如手术后创口处上皮组织和肉芽组织的增生。内分泌性增生指内分泌功能紊乱引起的增生，如雄性激素分泌过多引起的前列腺增生。故正确答案为 B。

【例 5】下列选项中，不属于变性的是（　　）。

A．细胞水肿　　B．脂肪变性

C．玻璃样变性　　D．细胞坏死

【解析】本题考查对变性的认识。变性是指由于物质代谢障碍，细胞或细胞间质内出现异常物质或正常物质数量显著增多的一类形态改变，分为细胞水肿、脂肪变性和玻璃样变性等。而细胞坏死属于细胞死亡。此题为选非题，故正确答案为 D。

【例 6】下列选项中，再生能力较强的是（　　）。

A．成纤维细胞　　B．神经细胞

C．表皮细胞　　D．心肌细胞

【解析】本题考查人体内细胞的再生能力。根据细胞再生能力的强弱，人体细胞可分为不稳定性细胞、稳定性细胞和永久性细胞三类。不稳定性细胞是指再生能力强的细胞，如表皮细胞、呼吸道和消化道黏膜上皮细胞、淋巴和造血细胞等。稳定性细胞是指具有较强的潜在再生能力的细胞，如成纤维细胞、血管内皮细胞等。永久性细胞是指不具有再生能力的细胞，如神经细胞、骨骼肌细胞和心肌细胞等。故正确答案为 C。

【例 7】瘢痕组织是（　　）。

A．幼稚的纤维结缔组织　　B．成熟的纤维结缔组织

C．变性的玻璃样物质　　D．钙化的坏死组织

【解析】本题考查瘢痕组织的概念。瘢痕组织是指肉芽组织经改建成熟的纤维结缔组织。故正确答案为 B。

二、多项选择题

【例 1】易发生脂肪变性的器官有（　　）。

A．肝　　B．心

C．脾　　D．肺

E．肾

【解析】本题考查脂肪变性的好发部位。脂肪变性是指实质细胞内出现异常的脂滴，常见于肝、心、肾等器官。故正确答案为 ABE。

【例 2】坏死组织的细胞核变化有（　　）。

A．核固缩　　B．核碎裂

C．核溶解　　D．核增大

E．核不变

【解析】本题考查坏死组织镜下观细胞核的变化。坏死是指活体内局部细胞、组织的死亡。镜下观察可见细胞核、细胞质和间质都会发生变化。其中，细胞核的变化是细胞坏死的主要形态学标志，主要表现为核固缩、核碎裂和核溶解。故正确答案为ABC。

【例3】肉芽组织肉眼观可见（　　）。

A．呈鲜红色　　B．柔软、湿润

C．有疼痛感　　D．触之易出血

E．呈颗粒状

【解析】本题考查肉芽组织肉眼观的形态特点。肉芽组织是指由新生的毛细血管、增生的成纤维细胞及炎症细胞构成的幼稚的纤维结缔组织。其肉眼观察的形态特点是呈鲜红色、颗粒状，柔软、湿润，触之易出血而无痛觉，形似鲜嫩的肉芽。故正确答案为ABDE。

三、判断题

【例1】增生常伴有组织、器官体积增大。（　　）

【解析】本题考查增生的概念。增生是指组织、器官内实质细胞数量增多，常伴有组织、器官的体积增大。故此题说法正确。

【例2】化生是机体对慢性不良刺激的一种适应性反应，对机体不会产生不利的影响。（　　）

【解析】本题考查化生的影响。化生是一种分化成熟组织或细胞被另一种分化成熟组织或细胞取代的过程。化生是机体对慢性不良反应的一种适应性反应，具有一定的保护作用，但它丧失了原组织的功能，也会对机体造成不利的影响，甚至可能发生癌变。故此题说法错误。

【例3】发生凝固性坏死的组织与健康组织没有明显区别。（　　）

【解析】本题考查凝固性坏死的相关知识。凝固性坏死是指坏死组织因失水、蛋白质凝固，而变成灰白色或灰黄色、干燥结实的凝固体，坏死灶与健康组织分界明显。故此题说法错误。

四、填空题

【例1】玻璃样变性好发于________、________及部分细胞内。

【解析】本题考查玻璃样变性的好发部位。玻璃样变性是指在细胞或细胞间质中出现均质、半透明的玻璃样物质，常见于结缔组织、血管壁及部分细胞内。故空处应填入：结缔组织、血管壁。

【例2】坏疽一般可分为________、________和________。

【解析】本题考查坏疽的分类。坏疽是指大块组织坏死并继发腐败菌的感染，分为干性坏疽、湿性坏疽和气性坏疽三类。故空处应依次填入：干性坏疽、湿性坏疽、气性坏疽。

五、名词解释

【例 1】适应

【解析】本题考查适应的概念。答案如下：

适应是机体的细胞、组织或器官对于内、外环境的各种刺激所做的非损伤性的反应。

【例 2】细胞水肿

【解析】本题考查细胞水肿的概念。答案如下：

细胞水肿是指细胞内水、钠增多，引起细胞肿胀和功能下降，又称水变性。

六、简答题

【例 1】简述萎缩的结局。

【解析】本题考查萎缩的结局。答案如下：

萎缩是一种可逆性变化，原因消除，萎缩的器官、组织和细胞便可逐渐恢复原状，若原因持续存在，萎缩的细胞最后可消失。

【例 2】简述坏死的基本病理变化。

【解析】本题考查坏死的基本病理变化。答案如下：

（1）肉眼观察：失活组织颜色苍白无光泽，失去弹性，温度较低，血管无搏动，切割无新鲜血液流出，失去正常感觉及运动功能。

（2）镜下观察：① 细胞核的变化，是细胞坏死的主要形态学标志，主要表现为核固缩、核碎裂、核溶解。② 细胞质的变化，坏死细胞因变性蛋白质增多，胞质嗜酸性染色增强，同时由于微细结构遭到破坏，致胞质呈红染细颗粒状。③ 间质的变化，在各种溶解酶的作用下，间质中的基质崩解，胶原纤维肿胀、崩解、断裂或液化，最后，坏死的细胞和崩解的间质融合成一片模糊的颗粒状、无结构的红染物质。

七、综合应用题

【例】患儿，男，15 岁，因车祸致左小腿疼痛、活动受限 2 小时入院。入院查体：体温 37 ℃，脉搏 100 次/分，血压 90/60 mmHg。左小腿肿胀，短缩，不能活动，局部有压痛，可触及骨擦感。X 线检查：左胫骨中下段 1/3 斜形完全性骨折，左腓骨上 1/3 骨折。

临床处理：给予手术治疗后，X 线检查示对位、对线尚可。术后 1 周再次复查，结果同前。1 个月后复查，对位、对线良好，见少量骨痂形成。术后 3 个月复查，显示骨性骨痂形成。

请问：

1. 什么是创伤愈合？

2. 骨折愈合属于创伤愈合吗？骨折愈合的基本过程是什么？

【解析】本题考查创伤愈合和骨折愈合的相关知识。答案如下：

1. 创伤愈合是指由于机体遭到外力作用，组织遭受创伤后，通过组织再生和肉芽组织增生得以修复的过程。

2. 骨折愈合属于创伤愈合。骨折愈合过程包括四个阶段：血肿形成，纤维性骨痂形成，骨性骨痂形成，骨性骨痂改建。

求突破·强化训练

一、单项选择题

1. 尿路梗阻时肾盂积水引起的肾萎缩属于（　　）。
   A. 压迫性萎缩　　B. 失用性萎缩
   C. 营养不良性萎缩　　D. 内分泌性萎缩
2. 下列选项中，属于病理性代偿性肥大的是（　　）。
   A. 哺乳期乳腺的肥大　　B. 妊娠时的子宫肥大
   C. 垂体病变引起的肢端肥大　　D. 高血压患者的心肌肥大
3. 育龄期女性的子宫内膜增生属于（　　）。
   A. 生理性增生　　B. 代偿性增生
   C. 再生性增生　　D. 内分泌性增生
4. 细胞水肿的常见发生部位不包括（　　）。
   A. 肝　　B. 心　　C. 肾　　D. 胃
5. 细胞坏死的主要形态学标志是（　　）。
   A. 染色体的变化　　B. 细胞核的变化
   C. 细胞质的变化　　D. 间质的变化
6. 下列关于肉芽组织的说法，不正确的是（　　）。
   A. 是成熟的纤维结缔组织　　B. 能填补伤口及其他组织缺损
   C. 组织损伤后 2～3 天开始出现　　D. 最终变成瘢痕组织
7. 一期愈合主要见于（　　）。
   A. 无菌手术切口　　B. 组织缺损较大的伤口
   C. 伴有感染的伤口　　D. 有少量出血的皮肤创伤

二、多项选择题

1. 下列选项中，属于病理性萎缩的有（　　）。
   A. 脑动脉粥样硬化血管腔变窄引起的脑萎缩
   B. 肾盂积水引起的肾萎缩
   C. 久病卧床引起的下肢肌肉萎缩
   D. 脊髓灰质炎患者的下肢肌肉萎缩
   E. 垂体功能低下引起的甲状腺萎缩
2. 下列关于增生的结局的说法，正确的有（　　）。
   A. 实质细胞增多　　B. 增生组织功能增强
   C. 形成瘢痕疙瘩　　D. 不可恢复
   E. 可演变为肿瘤性增生
3. 坏死镜下观可见（　　）。
   A. 细胞核溶解　　B. 细胞质红染
   C. 间质中的胶原纤维断裂　　D. 变性蛋白质增多
   E. 坏死细胞和崩解的间质融合成片
4. 干性坏疽的特点有（　　）。
   A. 多见于四肢末端　　B. 坏死区干燥皱缩
   C. 与周围健康组织界线不清　　D. 全身中毒症状明显
   E. 合并厌氧菌感染
5. 下列关于瘢痕组织的说法，正确的有（　　）。
   A. 由肉芽组织改建而成　　B. 含有大量的胶原纤维
   C. 能保持组织器官的完整性　　D. 能保持组织器官的牢固性
   E. 可发生玻璃样变

三、判断题

1. 适应和变性都是机体对环境的各种刺激所做的损伤性反应。（　　）
2. 实质细胞内出现异常的脂滴称为脂肪变性。（　　）
3. 新生的肉芽组织取代坏死组织的过程称为机化。（　　）
4. 瘢痕组织是经肉芽组织改建成熟的纤维结缔组织。（　　）

四、填空题

1. ____________是凝固性坏死的特殊类型，主要由____________引起。

2. 再生能力强的细胞是____________，具有潜在再生能力的细胞是____________，不具有再生能力的细胞是____________。

五、名词解释

1. 萎缩　　2. 液化性坏死

六、简答题

1. 简述细胞水肿发生的原因及好发部位。
2. 简述皮肤创伤愈合的类型及特点。

七、综合应用题

患者，男，50岁，农民，左下肢疼痛两年，加重伴左足发黑1个月入院。患者于4年前开始感觉左下肢麻木、发冷，未引起重视。近两年来，左下肢麻木、发冷加重，并出现左下肢足部疼痛和跛行，尤以行走时明显，但休息后能缓解，曾被诊断为“血栓性闭塞性脉管炎”。1个月前，患者左下肢足部红紫、疼痛，昼夜不得安眠。否认有高血压、糖尿病病史，嗜烟20余年。

局部检查：患者出现左下肢小腿中段以下皮肤红紫、温度低，足背动脉搏动消失，左足部皮肤紫黑、压痛、温度低。入院后经治疗无明显好转。患者左足部干黑坏死，与健康组织分界清楚。后行左下肢小腿中段以下高位截肢及交感神经节切除术。截肢标本显示左足部黑褐色、干燥，体积缩小，质地变硬，与正常组织分界清楚，无臭味。截肢断面可见胫前动脉内有血栓堵塞。

请问：

1. 该患者发生了何种病理变化？
2. 判断依据是什么？

第三章 局部血液循环障碍

学必知·考纲要求

1. 充血和淤血：概念、病因、病理变化；肺淤血和肝淤血的原因及病理变化；相关充血和淤血的临床病例问题分析。

2. 血栓形成：概念；形成机制和条件；形态类型；结局及对机体的影响；相关血栓形成的临床病例问题分析。

3. 栓塞：概念；栓子的运行途径；各常见栓塞类型的概念及原因；相关栓塞的临床病例问题分析。

4. 梗死：概念；原因；形态特征；类型及区别；相关梗死的临床病例问题分析。

划重点·考点梳理

考点1 充血

1. 充血的概念

局部组织或器官的动脉输入血量增多而发生的充血，称为动脉性充血，简称充血。

2. 充血的类型和原因

（1）生理性充血

因生理需要和代谢增强而发生的器官和组织的充血，如运动时的骨骼肌充血。

（2）病理性充血

① 炎性充血：主要是在炎症早期，在致炎因子作用下引起神经轴突反射，使舒血管神经兴奋及血管活性胺类炎症介质释放，使细动脉扩张而充血，表现为局部组织红肿。

② 减压后充血：当局部器官、组织长期受压，而压力突然解除时，受压组织内的细动脉发生反射性扩张，导致局部充血。

3. 充血的病理变化

肉眼观察：局部组织或器官体积轻度增大，颜色鲜红。镜下观察：局部细小动脉及毛细血管扩张，充满血液。

考点2 淤血

1. 淤血的概念

组织或器官由于静脉血液回流受阻，血液淤积在小静脉和毛细血管内，称为静脉性充血，简称淤血。

2. 淤血的原因

（1）静脉受压

静脉受压时，引起管腔变窄或闭塞，血液回流障碍，导致器官或组织淤血。

（2）静脉管腔阻塞

静脉内血栓形成或肿瘤细胞栓子等可阻塞静脉血液回流，致局部出现淤血。

（3）心力衰竭

左心衰竭时可造成肺淤血和肺水肿；右心衰竭时可造成体循环淤血和水肿，常表现为肝淤血。长期的左心衰竭和肺淤血会进一步发展为全身衰竭，引起全身淤血。

3. 淤血的病理变化

肉眼观察：淤血的组织和器官常体积增大，重量增加，颜色暗红色。淤血发生在体表时局部温度降低，局部组织颜色呈紫蓝色，称为发绀。镜下观察：组织内细小静脉及毛细血管扩张，充满血液。

4. 重要器官淤血

（1）肺淤血

① 原因：左心衰竭时，肺静脉回流受阻，发生肺淤血。

② 病理变化：肉眼观察，肺体积增大，颜色暗红，切面流出粉红色泡沫状液体。镜下观察，肺泡壁毛细血管和小静脉高度扩张淤血，肺泡腔内有大量红染的水肿液和少量红细胞。慢性肺淤血时，肺泡腔内可见水肿液、红细胞和心力衰竭细胞。长期的慢性肺淤血会引起肺间质网状纤维胶原化和纤维结缔组织增生，使肺质地变硬，呈棕褐色，称为肺褐色硬化。

（2）肝淤血

① 原因：右心衰竭时，肝静脉回流受阻而发生。

② 病理变化：肉眼观察，肝脏体积增大，包膜紧张，颜色暗红。慢性肝淤血时，肝的表面及切面可见成红（淤血区）黄（脂肪变性区）相间的花纹，形成槟榔切面，固有槟榔肝之称。镜下观察：肝小叶中央静脉及其附近肝窦扩张淤血、肝细胞萎缩甚至坏死消失，小叶周边肝细胞脂肪变性。长期慢性肝淤血可引起肝内间质网状纤维胶原化并伴有纤维结缔组织增生，形成淤血性肝硬化。

考点 3　血栓形成

1. 血栓形成的概念

在活体的心脏和血管内，血液凝固或血液中的某些有形成分凝集形成固体块的过程称为血栓形成。

2. 血栓形成的条件和机制

（1）心、血管内膜损伤

当心、血管内皮细胞损伤后，裸露的胶原纤维启动内源性凝血系统，损伤的内皮细胞启动外源性凝血系统，从而启动凝血过程引起血栓形成。

（2）血流状态的改变

血流状态的改变主要是指血流缓慢和血流产生漩涡等改变。当血流缓慢或有涡流时，血小板进入边流，容易黏附于内膜，同时凝血因子在局部容易堆积、活化而启动凝血过程，形成血栓。

（3）血液凝固性增高

血液凝固性增高是指血液中血小板和凝血因子数量增多、活性增强，血液黏滞性增高或纤维蛋白溶解系统活性降低等导致血液处于高凝状态。临床上见于严重创伤、大面积烧伤、大手术及产后大出血时。

3. 血栓的类型

（1）白色血栓

白色血栓又称为血小板血栓，常见于血流较快的心瓣膜、心腔内、动脉内及静脉血栓的头部。肉眼观察：呈灰白色，表面粗糙，质实，与血管壁紧密黏着不易脱落。镜下观察：主要由血小板和少量纤维蛋白构成。

（2）混合血栓

混合血栓多发生于血流缓慢的静脉。由于血小板小梁的形成和血液凝固反复交替进行，形成层状血栓，即混合血栓。肉眼观察：呈灰白色和红褐色层状交替结构，静脉内的混合血栓呈粗糙、干燥、圆柱状，与血管壁粘连。镜下观察：由血小板小梁、小梁黏附的白细胞、小梁间的纤维蛋白网及网罗的红细胞构成。

（3）红色血栓

红色血栓主要见于静脉。肉眼观察：新鲜的红色血栓湿润、暗红色、有一定的弹性，与血管壁无粘连。经过一定的时间后，血栓变得干燥、易碎，可脱落造成栓塞。镜下观察：主要由纤维蛋白和红细胞构成。

（4）透明血栓

透明血栓常见于弥散性血管内凝血时微循环的小血管内，肉眼不能识别，只能在显微镜下观察到，故又称微血栓。镜下观察：由嗜酸性均质透明状的纤维蛋白构成，故又称纤维素性血栓。

4. 血栓形成的结局

（1）软化、溶解、吸收

新鲜的血栓可被激活的纤维蛋白溶酶和白细胞崩解释放的蛋白溶解酶软化而逐渐溶解。小的血栓可完全被溶解吸收；较大的血栓部分软化溶解后，在血流冲击下形成碎片或整个脱落而成为血栓栓子，并随血流运行，阻塞血管，造成血栓栓塞。

（2）机化、再通

如血栓长时间不被溶解，由血管壁向血栓内长入新生的肉芽组织逐渐取代血栓，此过程称为血栓机化。血栓机化的过程中，水分被吸收，血栓逐渐干燥收缩，其内部或血管壁间出现裂隙，新生的血管内皮细胞长入并覆盖其表面形成新的血管，使已阻塞的血管部分重新恢复血流，这种现象称为再通。

（3）钙化

血栓长时间未能溶解又未完全机化，可发生钙盐沉积，称为钙化。血栓钙化后成为静脉石或动脉石。

5. 血栓形成对机体的影响

（1）有利作用

① 止血和防止出血。② 炎症时病灶周围小血管内血栓形成，可防止病原微生物随血流扩散。

（2）不利作用

① 阻塞血管：动脉阻塞可引起相应的器官缺血缺氧而发生萎缩、变性甚至坏死；静脉阻塞而侧支循环未能有效建立时，可引起局部淤血、水肿、出血，甚至坏死。② 血栓栓塞：血栓部分或全部脱落成为栓子，随血流运行阻塞与血栓大小相应的血管，引起血栓栓塞。③ 心瓣膜变形：风湿性心内膜炎时，心瓣膜的赘生物发生机化，可使瓣膜粘连、

增厚、变硬、腱索增粗缩短，引起瓣膜口狭窄或关闭不全而成为心瓣膜病。④ 广泛性出血：由于严重创伤、大面积烧伤、严重感染等引起弥漫性血管内凝血时，微循环内广泛微血栓形成，消耗了大量血小板和凝血因子，导致血液处于低凝状态而引起全身广泛出血。

考点4　栓塞

1. 栓塞的概念

在循环血液中出现的不溶于血液的异常物质，随血流运行阻塞血管腔的现象称栓塞。

2. 栓子的运行途径

（1）静脉系统及右心栓子

来自体循环静脉系统及右心的栓子，随血流进入肺动脉主干及其分支，引起肺栓塞。

（2）主动脉系统及左心栓子

来自动脉系统及左心的栓子，随动脉血流运行阻塞于口径与其相当的动脉分支，常见于脑、脾、肾及下肢等部位。

（3）门静脉系统栓子

来自肠系膜静脉等门静脉系统的栓子，可引起肝内门静脉分支的栓塞。

（4）交叉性栓塞

偶见来自右心或腔静脉系统的栓子由压力高的一侧通过房间隔、空间隔缺损或动静脉瘘进入压力低的另一侧，即动静脉系统栓子交叉运行，引起体循环系统栓塞。

（5）逆行性栓塞

极罕见于下腔静脉内的血栓栓子在胸、腹压突然升高时，可逆血流方向运行至肝、肾、髂静脉分支并引起栓塞。

3. 栓塞的类型

（1）血栓栓塞

血栓脱落引起的栓塞称为血栓栓塞，是栓塞中最常见的一种。常见的类型有以下两种：① 肺动脉栓塞：引起肺动脉栓塞的血栓栓子 95%以上来自下肢深静脉，尤其是腘静脉、股静脉和髂静脉。② 体循环动脉栓塞：80%的栓子来自左心腔，如心肌梗死的附壁血栓、心内膜炎时心瓣膜上的赘生物。动脉栓塞多发生于下肢、脑、肾和脾等。

（2）脂肪栓塞

脂肪滴进入循环的血液引起的栓塞称为脂肪栓塞。脂肪栓子常来源于长骨骨折和严重的脂肪组织挫伤等。

（3）羊水栓塞

由羊水进入母体血液循环引起的栓塞称为羊水栓塞。

（4）气体栓塞

大量空气迅速进入血液循环或由原溶于血液内的气体迅速游离，形成气泡阻塞心血管腔，称为气体栓塞。常见的类型有以下两种：

① 空气栓塞：多因静脉损伤破裂，外界空气由缺损处进入血流所致。不恰当使用正压输液、人工气胸或人工气腹误伤静脉时，也易引起空气栓塞。② 氮气栓塞：又称减压病。人体从高气压环境迅速进入常压或低气压环境时，原来溶于血液、组织液的气体（包括氧气、二氧化碳和氮气）迅速游离形成气泡，氧和二氧化碳可再溶于体液内被吸收，而氮气在体液内溶解缓慢，可在血液和组织内形成很多微气泡或融合成大气泡，引起氮气栓塞。

考点 5　梗死

1. 梗死的概念

组织或器官由于动脉血供应中断，引起局部组织缺血性坏死称为梗死。

2. 梗死的原因

（1）动脉血栓形成

动脉血栓形成是梗死最常见的原因。主要见于冠状动脉、脑动脉粥样硬化合并血栓形成时造成的心肌梗死和脑梗死。

（2）动脉栓塞

动脉栓塞多为血栓栓塞，也见于气体、羊水、脂肪栓塞等，栓子随着血流运行常引起肾、脾、肺和脑组织的梗死。

（3）血管受压闭塞

如肠扭转、肠套叠、嵌顿性肠疝时，肠系膜静脉和动脉受压或血流中断，造成肠梗死。

（4）动脉痉挛

如在冠状动脉粥样硬化的基础上，冠状动脉发生强烈和持续的痉挛，可引起心肌梗死。

3. 梗死的形态特征

（1）梗死灶的形状

梗死灶的形状取决于梗死器官的血管分布。脾、肾、肺等器官的梗死灶呈锥形，切面呈扇形或三角形，尖端位于血管阻塞处，指向脏器的门部，底部靠近脏器的表面；心脏梗死灶的形状呈地图状；肠系膜的梗死灶呈节段形。

（2）梗死灶的质地

梗死灶的质地取决于坏死的类型。多数实质性器官如心、脾、肾的梗死为凝固性坏死，脑梗死为液化性坏死。

（3）梗死灶的颜色

梗死灶的颜色取决于梗死灶内的含血量。含血量少的呈灰白色；含血量多的呈暗红色。

4. 梗死的类型

梗死分为贫血性梗死和出血性梗死两种类型。二者的特征见表3-1。

表3-1　贫血性梗死和出血性梗死的特征

项目	贫血性梗死	出血性梗死
含血量	梗死灶内含血量少	梗死区内伴有弥漫性出血
形成条件	① 组织结构致密； ② 侧支循环不丰富	① 组织结构疏松； ② 严重淤血
好发部位	实质器官如心、肾、脑、脾等	肺、肠等
病理变化	肉眼观察： ① 形状：梗死灶呈锥形或不规则形； ② 颜色：梗死灶呈灰白色或灰黄色； ③ 质地：多为凝固性坏死，脑梗死为液化性坏死； ④ 与周围分界：梗死灶周围有明显的充血出血带，与周围组织分界清楚	肉眼观察： ① 形状：梗死灶呈锥形或节段形； ② 颜色：梗死灶呈暗红色； ③ 质地：梗死灶较湿润； ④ 与周围分界：梗死灶周围无明显的充血出血带，与周围组织分界不清楚
	镜下观察：早期除新鲜出血性梗死灶内见大量红细胞外，二者基本相同。坏死组织的原有正常结构消失，仅轮廓残存；周围见充血出血带；有大量中性粒细胞浸润。后期为一片均匀红染无结构的坏死物质。晚期肉芽组织长入机化取代坏死组织，陈旧梗死灶机化为瘢痕组织	

学而思·依图自检

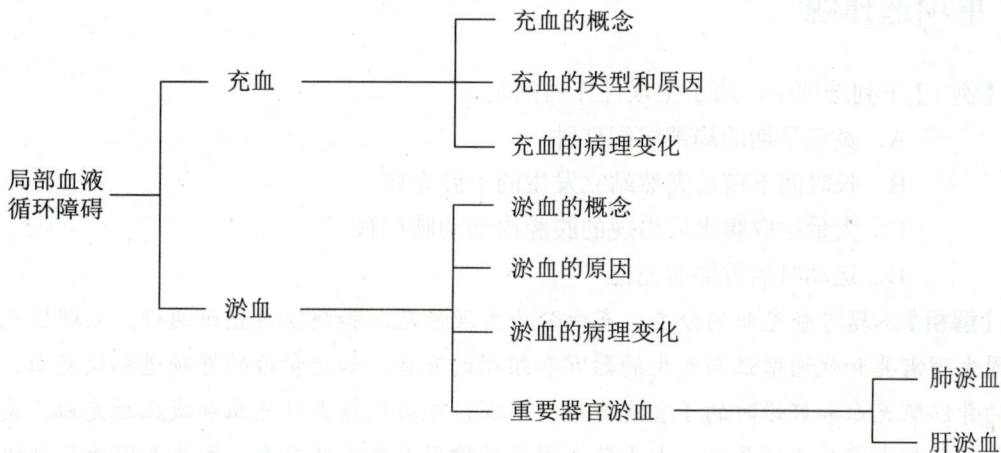

- 局部血液循环障碍
  - 充血
    - 充血的概念
    - 充血的类型和原因
    - 充血的病理变化
  - 淤血
    - 淤血的概念
    - 淤血的原因
    - 淤血的病理变化
    - 重要器官淤血
      - 肺淤血
      - 肝淤血

- 局部血液循环障碍
  - 血栓形成
    - 血栓形成的概念
    - 血栓形成的条件和机制
    - 血栓的类型
      - 白色血栓
      - 混合血栓
      - 红色血栓
      - 透明血栓
    - 血栓形成的结局
    - 血栓形成对机体的影响
  - 栓塞
    - 栓塞的概念
    - 栓子的运行途径
    - 栓塞的类型
      - 血栓栓塞
      - 脂肪栓塞
      - 羊水栓塞
      - 气体栓塞
  - 梗死
    - 概念
    - 原因
    - 形态特征
    - 类型

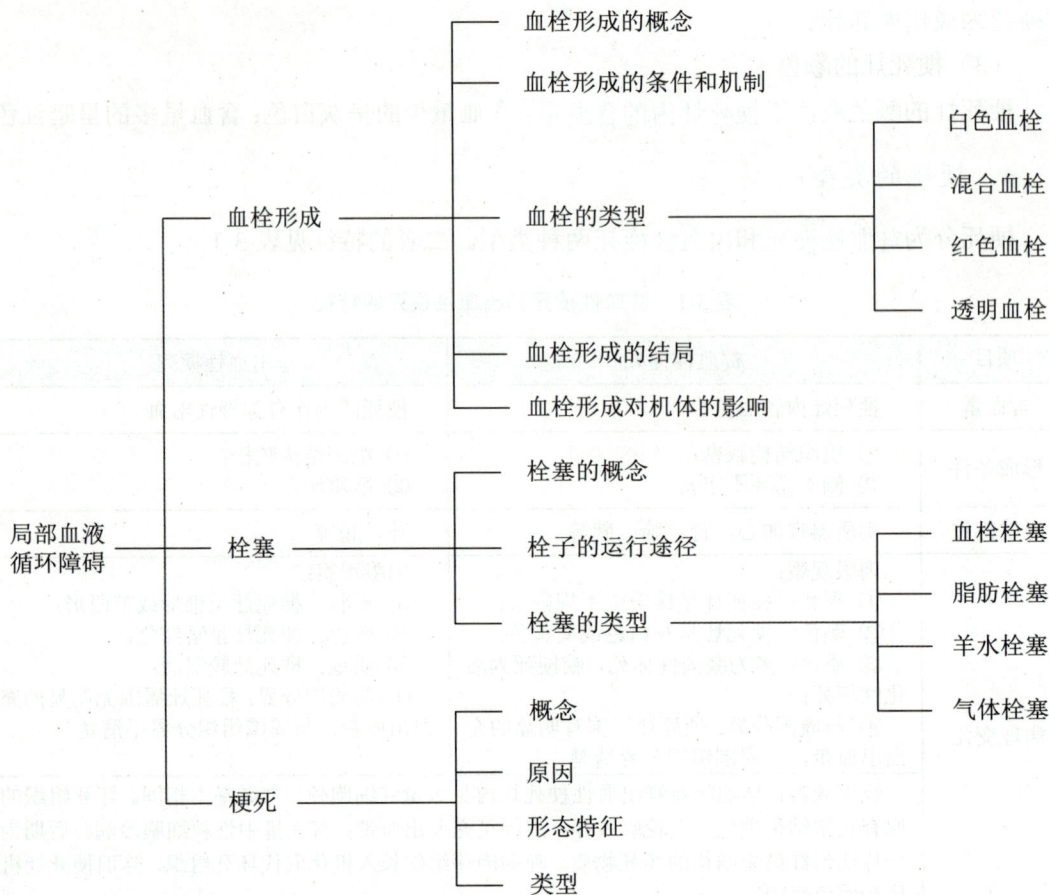

名师帮·例题详解

一、单项选择题

【例 1】下列选项中，属于生理性充血的是（　　）。

A. 炎症早期的局部组织红肿

B. 长时间下蹲后突然站立发生的下肢充血

C. 大量抽取腹水后出现的腹腔内细动脉扩张

D. 运动时的骨骼肌充血

【解析】本题考查充血的分类。充血分为生理性充血和病理性充血两种。生理性充血是指因生理需要和代谢增强而发生的器官和组织的充血，如进食后的胃肠道黏膜充血、运动时的骨骼肌充血和妊娠时的子宫充血等。病理性充血包括炎性充血和减压后充血。炎性充血是指局部炎症反应的早期，由于致炎因子的作用而发生的充血，主要表现为局部组织红肿。减压后充血是指当局部器官或组织长期受压，而压力突然解除时，受压组织内的细动脉发生反射性扩张而导致的局部充血，如长时间下蹲后突然站立，下肢发生的充血；一次大量抽腹水后，腹腔内细动脉反射性扩张。故正确答案为D。

【例2】左心衰竭时可引起（　　）。

A．肺淤血　　B．肝淤血

C．脾淤血　　D．胃肠道淤血

【解析】本题考查淤血的原因。淤血的原因包括静脉受压、静脉管腔阻塞和心力衰竭。其中，左心衰竭时可造成肺淤血和肺水肿；右心衰竭时可造成体循环淤血和水肿，常表现为肝淤血。故正确答案为A。

【例3】下列关于槟榔肝的说法，不正确的是（　　）。

A．见于慢性肝淤血

B．肝表面见红黄相间的花纹

C．肝小叶周边肝细胞发生脂肪变性

D．肝发生结缔组织增生

【解析】本题考查槟榔肝的相关知识。慢性肝淤血时，肝的表面和切面呈红（淤血区）黄（脂肪变性区）相间的花纹，形似槟榔切面，故有槟榔肝之称。镜下观察可见肝小叶中央静脉及其附近肝窦扩张淤血、肝细胞萎缩甚至坏死消失，小叶周边肝细胞脂肪变性。此题为选非题，故正确答案为D。

【例4】弥散性血管内凝血时，微循环小血管内可见（　　）。

A．白色血栓　　B．红色血栓

C．混合血栓　　D．透明血栓

【解析】本题考查血栓的类型。血栓分为白色血栓、红色血栓、混合血栓和透明血栓四种。白色血栓多发生于血流较快的心瓣膜、心腔内、动脉内及静脉血栓的头部；红色血栓主要见于静脉；混合血栓多发生于血流缓慢的静脉；透明血栓常见于弥散性血管内凝血时微循环小血管内。故正确答案为D。

【例5】下列选项中，不属于血栓形成的结局的是（　　）。

A．溶解、吸收　　B．机化、再通

C．分离、排出　　D．钙化

【解析】本题考查血栓形成的结局。血栓形成的结局包括软化、溶解、吸收、机化、再通和钙化。此题为选非题，故正确答案为C。

【例6】引起体循环动脉栓塞的血栓栓子主要来自（　　）。

A．右心　　B．左心　　C．肺动脉　　D．股静脉

【解析】本题考查体循环动脉栓塞的相关知识。80%的体循环动脉栓塞栓子来自左心腔，如心肌梗死的附壁血栓、心内膜炎时心瓣膜上的赘生物。故正确答案为B。

二、多项选择题

【例 1】引起淤血的原因有（　　）。

A．静脉受压　　B．静脉管腔阻塞

C．致炎因子的作用　　D．受压组织发生反射性扩张

E．心力衰竭

【解析】本题考查淤血的原因。淤血的原因包括静脉受压、静脉管腔阻塞和心力衰竭。静脉受压时，引起管腔变窄或闭塞，血液回流障碍，导致器官或组织淤血；静脉内血栓形成或肿瘤细胞栓子等可阻塞静脉血液回流，致局部出现淤血；左心衰竭时可造成肺淤血和肺水肿，右心衰竭时可造成体循环淤血和水肿。故正确答案为 ABE。

【例 2】肺淤血时，肺泡腔内可见（　　）。

A．水肿液　　B．红细胞

C．心力衰竭细胞　　D．脂滴

E．玻璃样物质

【解析】本题考查肺淤血的病理变化。肺淤血时，肉眼观察可见肺体积增大，颜色暗红，切面流出粉红色泡沫状液体。镜下观察可见肺泡壁毛细血管和小静脉高度扩张淤血，肺泡腔内有大量红染的水肿液和少量红细胞。慢性肺淤血时，肺泡腔内可见水肿液、红细胞和心力衰竭细胞。故正确答案为 ABC。

【例 3】左心的栓子常栓塞于（　　）。

A．肺　　B．肝

C．脾　　D．肾

E．脑

【解析】本题考查栓子的运行途径。来自体循环静脉系统及右心的栓子，随血流进入肺动脉主干及其分支，引起肺栓塞；来自动脉系统及左心的栓子，随动脉血流运行阻塞于口径与其相当的动脉分支，常见于脑、脾、肾及下肢等部位；来自肠系膜静脉等门静脉系统的栓子，可引起肝内门静脉分支的栓塞。故正确答案为 CDE。

三、判断题

【例 1】充血时，镜下可见局部细小动脉及毛细血管扩张。（　　）

【解析】本题考查充血的病理变化。充血时，肉眼观察可见局部组织或器官体积轻度增大，颜色鲜红。镜下观察可见局部细小动脉及毛细血管扩张，充满血液。故此题说法正确。

【例 2】血栓长时间未能溶解和完全机化时，可发生钙化。（　　）

【解析】本题考查血栓形成的结局。血栓形成的结局有软化、溶解、吸收、机化、再通和钙化。当血栓长时间未能溶解和完全机化时，可发生钙化。故此题说法正确。

【例 3】脑梗死为凝固性坏死。（ ）

【解析】本题考查贫血性梗死的相关知识。贫血性梗死好发于心、肾、脾、脑等实质器官，大多数器官的梗死为凝固性坏死，而脑梗死为液化性坏死。故此题说法错误。

【例 4】透明血栓又称为纤维素性血栓。（ ）

【解析】本题考查透明血栓的相关知识。透明血栓常见于弥散性血管内凝血时微循环的小血管内，肉眼不能识别，只能在显微镜下观察到，故又称微血栓。镜下观察：透明血栓由嗜酸性均质透明状的纤维蛋白构成，故又称纤维素性血栓。故此题说法正确。

四、填空题

【例 1】白色血栓主要由__________和__________构成。

【解析】本题考查白色血栓的组成。白色血栓又称为血小板血栓，常见于血流较快的心瓣膜、心腔内、动脉内及静脉血栓的头部。镜下观察：白色血栓主要由血小板和少量纤维蛋白构成。故空处应依次填入：血小板、纤维蛋白。

【例 2】根据梗死灶内含血量的多少，梗死分为__________和__________。

【解析】本题考查梗死的类型。根据梗死灶内含血量的多少，梗死分为贫血性梗死和出血性梗死。贫血性梗死的梗死灶内含血量少；出血性梗死的梗死区内伴有弥漫性出血。故空处应依次填入：贫血性梗死、出血性梗死。

五、名词解释

【例 1】血栓形成

【解析】本题考查血栓形成的概念。答案如下：

在活体的心脏和血管内，血液凝固或血液中的某些有形成分凝集形成固体块的过程称为血栓形成。

【例 2】栓塞

【解析】本题考查栓塞的概念。答案如下：

在循环血液中出现的不溶于血液的异常物质，随血流运行阻塞血管腔的现象称栓塞。

六、简答题

【例 1】简述充血的病理变化。

【解析】本题考查充血的病理变化。答案如下：

（1）肉眼观察可见局部组织或器官体积轻度增大，颜色鲜红。

（2）镜下观察可见局部细小动脉及毛细血管扩张，充满血液。

【例2】简述血栓形成的条件和机制。

【解析】本题考查血栓形成的条件和机制。答案如下：

（1）心、血管内膜损伤：当心、血管内皮细胞损伤后，裸露的胶原纤维启动内源性凝血系统，损伤的内皮细胞启动外源性凝血系统，从而启动凝血过程引起血栓形成。

（2）血流状态的改变：主要是指血流缓慢和血流产生漩涡等改变。当血流缓慢或有涡流时，血小板进入边流，容易黏附于内膜，同时凝血因子在局部容易堆积、活化而启动凝血过程，形成血栓。

（3）血液凝固性增高：血液中血小板和凝血因子数量增多、活性增强，血液黏滞性增高或纤维蛋白溶解系统活性降低等导致血液处于高凝状态。临床上见于严重创伤、大面积烧伤、大手术及产后大出血时。

七、综合应用题

【例】患者，女，30岁，妊娠39周，因胎盘前置待产入院。患者胎膜早破，约10分钟后突然出现呼吸困难、发绀、抽搐，随后昏迷、四肢湿冷、血压骤降。立即给予吸氧、地塞米松、呋塞米等。患者病情进一步恶化，立即给予呼吸兴奋剂静脉注射、强心剂心内注射，并给予心肺复苏等抢救，但均无效。3分钟后，患者呼吸、心跳停止而死亡。

病理检查：双肺明显水肿、淤血及出血，切面呈红褐色。镜下多数血管内可见数量不等的有形羊水成分，如胎粪、胎脂、角化物等，以角化物为多。大部分肺泡腔内充满水肿液，部分区域有出血。全身各脏器充血、水肿。前置胎盘，死胎，胎儿肺内可见羊水吸入。

请问：

1. 该患者的诊断是什么？请给出诊断依据。

2. 用所学病理学知识分析其死亡机制。

【解析】本题考查羊水栓塞的相关知识。答案如下：

1. 该患者的诊断是双肺羊水栓塞。诊断依据：① 宫内孕39周，前置胎盘，死胎。② 镜下检查发现肺多数血管内可见数量不等的有形羊水成分，如胎粪、胎脂、角化物等。

2. 患者有前置胎盘、胎膜早破史，在分娩过程中，由于子宫强烈收缩，宫内压力升高，将羊水挤压入子宫内膜静脉窦，经血液循环进入肺的小动脉及毛细血管，引起羊水栓塞。羊水中的胎儿代谢产物入血可引起过敏性休克和反射性血管痉挛，同时羊水具有凝血激酶样的作用，可引起DIC，最终导致患者猝死。

求实破·强化训练

一、单项选择题

1. 下列关于充血的病理变化的说法，不正确的是（　　）。

A. 局部组织、器官体积轻度增大　　B. 局部温度升高

C. 局部组织颜色鲜红　　D. 局部组织呈紫蓝色

2. 右心衰竭不会引起（　　）。

A. 肺淤血　　B. 肝淤血

C. 胃肠道淤血　　D. 下肢淤血

3. 红色血栓主要见于（　　）。

A. 动脉　　B. 静脉

C. 心瓣膜　　D. 微循环小血管

4. 最常见的栓塞类型是（　　）。

A. 血栓栓塞　　B. 脂肪栓塞

C. 羊水栓塞　　D. 气体栓塞

5. 长骨骨折容易引起（　　）。

A. 血栓栓塞　　B. 脂肪栓塞

C. 空气栓塞　　D. 羊水栓塞

6. 下列选项中，不会发生贫血性梗死的器官是（　　）。

A. 肺　　B. 脾　　C. 肾　　D. 心

二、多项选择题

1. 下列选项中，属于病理性充血的有（　　）。

A. 妊娠时的子宫充血　　B. 运动时的骨骼肌充血

C. 炎症反应早期的局部组织红肿　　D. 长时间下蹲后突然站立出现的眩晕

E. 大量抽腹水后出现的头晕

2. 淤血的后果有（　　）。

A. 淤血性水肿　　B. 淤血性出血

C. 实质细胞萎缩、变性、坏死　　D. 感染

E. 淤血性硬化

3．梗死灶呈锥形的器官有（　　）。

A．心　　B．肠

C．脾　　D．肺

E．肾

三、判断题

1．淤血发生在体表时，局部温度会降低。（　　）

2．槟榔肝的病理变化有肝淤血和肝脂肪变性。（　　）

3．血栓可防止病原微生物随血流扩散。（　　）

4．贫血性梗死的梗死灶内伴有弥漫性出血。（　　）

四、填空题

1．出血性梗死常发生于__________和__________等器官。

2．病理性充血分为__________和__________。

五、名词解释

1．血栓机化　　2．梗死

六、简答题

1．简述血栓形成对机体的影响。

2．贫血性梗死和出血性梗死在肉眼观察上有何不同？

七、综合应用题

患者，男，55岁，右股骨干粉碎性骨折，骨折两天后行手术治疗，手术过程中患者突然死亡。病理检查：双肺体积增大，切面呈暗红色。结合患者病史，考虑可能是脂肪栓塞，故取部分肺组织做冰冻切片，行苏丹III染色。镜下见肺小血管内有大量橘红色脂滴聚集。大部分肺泡腔内充满水肿液，部分区域有出血。尸体解剖检查：全身各脏器充血、水肿。

请问：

1．该患者死亡的原因可能是什么？

2．用所学病理学知识分析其死亡机制。

第四章　炎　症

学必知·考纲要求

1. 概述：炎症的概念，原因，基本病理变化，局部表现和全身反应；炎症的意义。
2. 急性炎症：病理学类型；各类型的病理变化特征和结局。
3. 慢性炎症：分类；一般慢性炎症的特点。
4. 相关炎症知识的临床病例问题分析。

划重点·考点梳理

考点1　概述

1. 炎症的概念

炎症是具有血管系统的活体组织对各种致炎因子引起的损伤所发生的以防御为主的全身性病理过程。

2. 炎症的原因

（1）生物性因子

生物性因子包括细菌、病毒、立克次体、支原体、真菌和寄生虫等。生物性因子是炎症最常见的原因，特别是细菌和病毒。

（2）物理性因子

如高温、低温、放射线、紫外线、电击、切割、挤压等均可造成组织损伤引起炎症反应。

（3）化学性因子

外源性化学因子有强酸、强碱、强氧化剂、芥子气等；内源性化学因子有坏死组织分解产物和体内代谢产物的异常堆积，如尿素、尿酸等。

（4）异常免疫反应

机体免疫反应异常可造成组织损伤，引起炎症反应。如过敏性鼻炎、荨麻疹、肾小球肾炎、系统性红斑狼疮等。

3. 炎症的基本病理变化

炎症局部组织的基本病理变化包括变质、渗出和增生。急性炎症或炎症早期以变质和渗出为主，慢性炎症及炎症后期以增生为主。增生性炎多属于慢性炎症，但也有少数属于急性炎症。

（1）变质

变质是指炎症局部组织发生的变性和坏死。① 形态变化：实质细胞常出现细胞水肿、脂肪变性、凝固性坏死、液化性坏死等；间质细胞常出现玻璃样变性、黏液样变性、纤维素样坏死等。② 代谢变化：局部分解代谢增强和局部渗透压升高。③ 炎症介质形成和释放。

（2）渗出

炎症局部组织血管内的液体成分、纤维素等蛋白质和各种炎症细胞通过血管壁进入组织间隙、体腔、黏膜表面和体表的过程称为渗出。渗出是炎症的重要标志，是消除病原因子和有害物质的重要环节。渗出主要包括血流动力学改变、血管通透性增加和血液成分的渗出三个相互关联的过程。

（3）增生

在致炎因子和组织崩解产物的刺激下，炎症局部细胞再生与增殖，称为炎症增生。增生的细胞主要有成纤维细胞、血管内皮细胞、上皮细胞、巨噬细胞等。炎症增生是一种防御反应，如巨噬细胞增生具有吞噬病原体和消除异物的功能，肉芽组织增生有利于炎症局灶化和组织修复。但过度的增生，也会造成原有组织被破坏，影响器官的功能。

4. 炎症的局部表现

（1）红

炎症局部早期因动脉性充血而呈鲜红色，后期因静脉性充血而呈暗红色。

（2）肿

急性炎症由于局部充血和炎性水肿使局部肿胀；慢性炎症时，局部组织细胞增生引起肿胀。

（3）热

这是指炎症局部组织的温度升高，是由动脉性充血、血流加快、血流量增多、局部组织代谢增强、产热增多所致。

（4）痛

炎症局部疼痛的原因：① 分解代谢增强，造成 H^+、K^+及前列腺素等增多，刺激神经末梢。② 炎症介质刺激。③ 局部肿胀，组织张力增高，压迫或牵拉神经末梢，引起疼痛。

（5）功能障碍

炎症局部组织和器官功能障碍的主要原因：① 实质细胞变性、坏死，代谢障碍。② 渗出物压迫、阻塞。③ 局部疼痛。

5. 炎症的全身反应

（1）发热

一定程度的发热有利于抗体形成和吞噬细胞的吞噬，肝解毒功能增强，从而提高机体的防御能力。但高热或持久的发热，可引起各系统，特别是中枢神经系统功能紊乱，从而给机体带来危害。

（2）血中白细胞的变化

炎症时，造血系统受致炎因子等刺激，生成并释放的白细胞增多，从而使外周血液中白细胞数量增多。白细胞计数增加是炎症反应的常见表现。

（3）单核巨噬细胞系统增生

炎症病灶中的病原体、组织崩解产物，可经过淋巴管到达全身单核巨噬细胞系统，促使单核巨噬细胞系统的细胞增生，吞噬功能增强。临床表现为肝、脾、局部淋巴结肿大。

（4）实质器官病变

心、脑、肾、肝等器官的实质细胞发生变性、坏死和功能障碍，引起相应的临床表现。

6. 炎症的意义

防御意义：① 局限致炎因子，阻止病原微生物及其毒素蔓延播散。② 液体和白细胞的渗出可稀释、中和毒素，消灭致炎因子，清除坏死组织。③ 炎症局部的实质细胞和间质细胞的增生，可完成炎症修复，恢复组织和器官的功能。

危害性：① 当炎症引起组织和器官的实质细胞发生严重的变性和坏死时，可影响受累组织和器官的功能。② 当发生大量炎性渗出物累及重要器官时，可造成严重后果。③ 炎症时某些增生性病变，有时也可造成不良影响。④ 长期的慢性炎症刺激还可诱发某些肿瘤。

考点 2　急性炎症

根据炎症局部基本病理变化，急性炎症分为变质性炎、渗出性炎和增生性炎。

1. 变质性炎

变质性炎以组织细胞的变性、坏死为主，而渗出和增生的变化轻微，常见于心、肝、脑、肾等器官，多为重症感染和中毒所引起。

2. 渗出性炎

（1）浆液性炎

浆液性炎以浆液渗出为主，内含血清、纤维蛋白、少量的中性粒细胞等，好发于皮肤、黏膜、浆膜及疏松结缔组织等处。浆液性炎一般较轻，易于吸收消退，但若渗出液过多，压迫器官，可影响器官功能。

（2）纤维素性炎

以纤维蛋白原渗出为主，并在炎症灶内形成纤维素的炎症称为纤维素性炎，常发生于黏膜、浆膜和肺。黏膜纤维素性炎发生时，渗出的纤维素、白细胞和坏死的黏膜上皮混合在一起，形成灰白色的膜状物，称为假膜，有假膜形成的纤维素性炎又称假膜性炎。心包发生纤维素性炎时，由于心脏的搏动，使心外膜上的纤维素被拉成细丝状，形成无数绒毛状物，又有“绒毛心”之称。

（3）化脓性炎

以大量中性粒细胞渗出为主，并伴有不同程度的组织坏死和脓液形成的炎症称为化脓性炎。根据发生的原因和部位不同，可将其分为以下三种类型：

① 表面化脓和积脓：表面化脓指发生在黏膜、浆膜和脑膜表面的化脓性炎。当化脓性炎发生于浆膜、胆囊或输卵管时，脓液可在浆膜、胆囊或输卵管腔内积存，称为积脓。② 蜂窝织炎：指发生在疏松结缔组织的弥漫性化脓性炎症，常见于皮肤、阑尾等部位。③ 脓肿：指组织内局限性化脓性炎症，主要特点是大量中性粒细胞崩解后释放出蛋白溶解酶，使坏死组织溶解、液化形成含有脓液的腔。脓肿周围常有肉芽组织增生包围形成脓肿膜，使其局限。

（4）出血性炎

当炎症灶内的血管壁损伤较重时，红细胞大量漏出，渗出物中含有大量的红细胞，形成出血性炎。常见于钩端螺旋体病、流行性出血热、鼠疫等。

3. 增生性炎

增生性炎多属慢性炎症，但也有少数属于急性炎症，如急性肾小球肾炎、伤寒等。

考点 3　慢性炎症

慢性炎症根据不同的形态学特点，分为一般慢性炎症和肉芽肿性炎两类。

1. 一般慢性炎症

一般慢性炎症的病变特点是病灶内除有肉芽组织增生及局部被覆上皮或腺上皮增生外，还有大量巨噬细胞、淋巴细胞和浆细胞浸润。黏膜发生慢性炎症时，局部黏膜上皮、腺上皮及肉芽组织过度增生，形成突出于黏膜表面的带蒂肿物，称为炎性息肉。慢性炎症时，局部组织炎性增生，形成境界清楚的肿瘤样结节状团块，肉眼及 X 线观察均与肿瘤相似，称为炎性假瘤，常发生于肺和眼眶。

2. 肉芽肿性炎

炎症局部以巨噬细胞及其演化的细胞增生为主，形成境界清楚的结节状病灶，称为炎性肉芽肿。根据不同的致炎因子，肉芽肿性炎可分为感染性肉芽肿和异物性肉芽肿。

学而思 · 依图自检

- 炎症
  - 概述
    - 炎症的概念
    - 炎症的原因
    - 炎症的基本病理变化
    - 炎症的局部表现和全身反应
    - 炎症的意义
  - 急性炎症
    - 变质性炎
    - 渗出性炎
    - 增生性炎
  - 慢性炎症
    - 一般慢性炎症
    - 肉芽肿性炎

名师帮 · 例题详解

一、单项选择题

【例 1】炎症最常见的原因是（　　）。

A. 生物性因子　　B. 物理性因子

C. 化学性因子　　D. 异常免疫反应

【解析】本题考查炎症的原因。炎症的原因有生物性因子、物理性因子、化学性因子和异常免疫反应等。其中，生物性因子是炎症最常见的原因。故正确答案为 A。

【例 2】变质性炎的好发部位不包括（　　）。

A. 心　　B. 肝　　C. 脑　　D. 皮肤

【解析】本题考查变质性炎的好发部位。急性炎症分为变质性炎、渗出性炎和增生性炎。其中，变质性炎常见于心、肝、脑、肾等器官。此题为选非题，故正确答案为 D。

【例 3】下列关于一般慢性炎症的说法，不正确的是（　　）。

A. 病灶内有肉芽组织增生　　B. 病灶内有大量巨噬细胞浸润

C. 局部组织有炎性增生　　D. 形成界限模糊的结节状病灶

【解析】本题考查一般慢性炎症的相关知识。一般慢性炎症的病变特点是病灶内除有肉芽组织增生及局部被覆上皮或腺上皮增生外，还有大量巨噬细胞、淋巴细胞和浆细胞浸润。黏膜发生慢性炎症时，局部黏膜上皮、腺上皮及肉芽组织过度增生，形成突出于黏膜表面的带蒂肿物，称为炎性息肉。慢性炎症时，局部组织炎性增生，形成境界清楚的肿瘤样结节状团块，肉眼及 X 线观察均与肿瘤相似，称为炎性假瘤。此题为选非题，故正确答案为 D。

【例 4】假膜性炎属于（　　）。

A. 浆液性炎　　B. 纤维素性炎

C. 化脓性炎　　D. 出血性炎

【解析】本题考查假膜性炎。黏膜纤维素性炎发生时，渗出的纤维素、白细胞和坏死的黏膜上皮混合在一起，形成灰白色的膜状物，称为假膜，有假膜形成的纤维素性炎又称假膜性炎。故正确答案为 B。

【例 5】下列关于炎症的说法，不正确的是（　　）。

A. 急性炎症以变质、渗出为主

B. 慢性炎症以细胞增生为主

C. 急性炎症以细胞增生为主

D. 增生性炎既有慢性炎症也有急性炎症

【解析】本题考查炎症的基本病理变化。炎症局部组织的基本病理变化包括变质、渗出和增生。急性炎症或炎症早期以变质和渗出为主，慢性炎症及炎症后期以增生为主。增生性炎多属于慢性炎症，但也有少数属于急性炎症。此题为选非题，故正确答案为 C。

二、多项选择题

【例 1】引起炎症的异常免疫反应有（　　）。

A. 过敏性鼻炎　　B. 荨麻疹

C. 肾小球肾炎　　D. 系统性红斑狼疮

E. 肾盂肾炎

【解析】本题考查炎症的原因。炎症的原因有生物性因子、物理性因子、化学性因子和异常免疫反应。机体免疫反应异常可造成组织损伤，引起炎症反应，如过敏性鼻炎、荨麻疹、肾小球肾炎、系统性红斑狼疮等。故正确答案为 ABCD。

【例 2】下列选项中，属于急性炎症的是（　　）。

A．变质性炎　　B．渗出性炎

C．增生性炎　　D．一般慢性炎症

E．肉芽肿性炎

【解析】本题考查炎症的分类。炎症分为急性炎症和慢性炎症。急性炎症分为变质性炎、渗出性炎和增生性炎，慢性炎症又分为一般慢性炎症和肉芽肿性炎。故正确答案为 ABC。

【例 3】蜂窝织炎常发生的部位有（　　）。

A．浆膜　　B．胆囊

C．输卵管　　D．皮肤

E．阑尾

【解析】本题考查蜂窝织炎的相关知识。蜂窝织炎是指发生在疏松结缔组织的弥漫性化脓性炎症，常见于皮肤、阑尾等部位。故正确答案为 DE。

三、判断题

【例 1】增生是炎症的重要标志，是消除病原因子和有害物质的重要环节。（　　）

【解析】本题考查炎症的基本病理变化。炎症的基本病理变化有变质、渗出和增生。变质是指炎症局部组织发生的变性和坏死。渗出是指炎症局部组织血管内的液体成分、纤维素等蛋白质和各种炎症细胞通过血管壁进入组织间隙、体腔、黏膜表面和体表的过程，是炎症的重要标志，是消除病原因子和有害物质的重要环节；炎症增生是指在致炎因子和组织崩解产物的刺激下，炎症局部细胞再生与增殖，是一种防御反应。故此题说法错误。

【例 2】变质性炎以组织细胞的变性和增生为主。（　　）

【解析】本题考查变质性炎的相关知识。变质性炎以组织细胞的变性、坏死为主，而渗出和增生的变化轻微。故此题说法错误。

【例 3】慢性炎症时，局部组织炎性增生，形成的境界清楚的肿瘤样结节状团块称为炎性肉芽肿。（　　）

【解析】本题考查慢性炎症的相关知识。慢性炎症时，局部组织炎性增生，形成境界清楚的肿瘤样结节状团块，肉眼及 X 线观察均与肿瘤相似，称为炎性假瘤。炎症局部以巨噬细胞及其演化的细胞增生为主，形成境界清楚的结节状病灶，称为炎性肉芽肿。故此题说法错误。

四、填空题

【例 1】炎症的基本病理变化包括__________、__________和__________。

【解析】本题考查炎症的基本病理变化。炎症的基本病理变化有变质、渗出和增生。故空处应依次填入：变质、渗出、增生。

【例 2】根据不同的致炎因子，肉芽肿性炎分为__________和__________。

【解析】本题考查肉芽肿性炎的相关知识。炎症局部以巨噬细胞及其演化的细胞增生为主，形成境界清楚的结节状病灶，称为炎性肉芽肿。根据不同的致炎因子，肉芽肿性炎可分为感染性肉芽肿和异物性肉芽肿。故空处应依次填入：感染性肉芽肿、异物性肉芽肿。

五、名词解释

【例 1】炎症

【解析】本题考查炎症的概念。答案如下：

炎症是指具有血管系统的活体组织对各种致炎因子引起的损伤所发生的以防御为主的全身性病理过程。

【例 2】纤维素性炎

【解析】本题考查纤维素性炎的概念。答案如下：

以纤维蛋白原渗出为主，并在炎症灶内形成纤维素的炎症称为纤维素性炎。

六、简答题

【例 1】简述炎症的局部表现。

【解析】本题考查炎症的局部表现。答案如下：

（1）红：炎症局部早期因动脉性充血而呈鲜红色，后期因静脉性充血而呈暗红色。

（2）肿：急性炎症由于局部充血和炎性水肿使局部肿胀；慢性炎症时，局部组织细胞增生引起肿胀。

（3）热：指炎症局部组织的温度升高，是由动脉性充血、血流加快、血流量增多、局部组织代谢增强、产热增多所致。

（4）痛：炎症局部疼痛的原因有以下三种。① 分解代谢增强，造成 H^+、K^+及前列腺素等增多，刺激神经末梢。② 炎症介质刺激。③ 局部肿胀，组织张力增高，压迫或牵拉神经末梢，引起疼痛。

（5）功能障碍：炎症局部组织和器官功能障碍的主要原因有实质细胞变性、坏死，代谢障碍；渗出物压迫、阻塞；局部疼痛。

【例2】炎症的发生对人体有何危害?

【解析】本题主要考查炎症的危害性。答案如下:

(1)当炎症引起组织和器官的实质细胞发生严重的变性和坏死时，可影响受累组织和器官的功能。

(2)当发生大量炎性渗出物累及重要器官时，可造成严重后果。

(3)炎症时某些增生性病变，有时也可造成不良影响。

(4)长期的慢性炎症刺激还可诱发某些肿瘤。

七、综合应用题

【例】患儿，女，15岁，因发热、腿痛3周入院。3周前，患儿自觉右腿疼痛，次日出现发热。自发热以来，患儿食欲缺乏，精神不佳，右侧大腿变粗且疼痛加重。入院查体:体温39.5 ℃，消瘦，营养欠佳，左下睑结膜有针尖大小的出血点。右大腿增粗，并有压痛，局部红、热。心率110次/分，有不规则杂音。两肺有湿性啰音。肝大，下界在右肋缘下2 cm。实验室检查:血红蛋白70 g/L，红细胞3.4×10^{12}/L，白细胞10.5×10^{9}/L，中性粒细胞占92%，淋巴细胞占7%，单核细胞占1%。尿液中含少量脓细胞。入院后切开右大腿部排出大量脓液。入院后第3天，患儿突然出现烦躁不安，随后不久，患儿呼吸、心跳停止而死亡。

尸体解剖检查:右大腿外侧中段肌肉内脓肿，切开可见黄色脓液。心肌、肺、肝、肾、膀胱、右肋间肌肉内、左腹壁及甲状腺内均见脓肿。主动脉壁变厚，有软而脆的赘生物。左心室前上方有一个脓肿已破裂，心包腔内积血，心包有纤维蛋白脓性渗出物。

请问:

1. 患儿病变过程中出现了几种性质的炎症?

2. 上述炎症有哪些基本病理变化?

【解析】本题考查化脓性炎和纤维素性炎的相关知识。答案如下:

1. ① 患儿右大腿部排出大量脓液，心肌、肺、肝、肾、膀胱、右肋间肌肉内、左腹壁及甲状腺内均见脓肿，这属于化脓性炎的表现。② 心包有纤维蛋白脓性渗出物，这属于纤维素性炎的表现。

2.(1)化脓性炎:以大量中性粒细胞渗出为主，并伴有不同程度的组织坏死和脓液形成，可分为表面化脓和积脓、蜂窝织炎、脓肿。其中，脓肿是指组织内局限性化脓性炎症，主要特点是大量中性粒细胞崩解后释放出蛋白溶解酶，使坏死组织溶解、液化形成含有脓液的腔。脓肿周围常有肉芽组织增生包围形成脓肿膜，使其局限。

(2)纤维素性炎:以纤维蛋白原渗出为主，并在炎症灶内形成纤维素。心包发生纤维素性炎时，由于心脏的搏动，使心外膜上的纤维素被拉成细丝状，形成无数绒毛状物，又有“绒毛心”之称。

求实破·强化训练

一、单项选择题

1. 炎症发生时，实质细胞不会出现的病理变化是（　　）。
A. 细胞水肿　B. 脂肪变性　C. 玻璃样变性　D. 液化性坏死
2. 炎症时，能发生增生的细胞是（　　）。
A. 巨噬细胞　B. 淋巴细胞　C. 浆细胞　D. 肥大细胞
3. 下列关于化脓性炎的说法，不正确的是（　　）。
A. 表面化脓常发生在黏膜、浆膜和脑膜表面
B. 蜂窝织炎是发生在疏松结缔组织的弥漫性化脓性炎症
C. 积脓是组织内的局限性化脓性炎症
D. 化脓性炎发生在胆囊时可形成积脓
4. 下列选项中，属于变质性炎的疾病是（　　）。
A. 胸膜炎　B. 肝炎　C. 大叶性肺炎　D. 肺脓肿
5. 常发生纤维素性炎的部位不包括（　　）。
A. 肺　B. 浆膜　C. 黏膜　D. 肝

二、多项选择题

1. 炎症发生时，间质细胞常出现（　　）。
A. 玻璃样变性　B. 黏液样变性
C. 纤维素样坏死　D. 凝固性坏死
E. 液化性坏死
2. 浆液性炎的渗出物中含有（　　）。
A. 血清　B. 纤维蛋白
C. 中性粒细胞　D. 淋巴细胞
E. 巨噬细胞

三、判断题

1. 增生不会影响原有组织和器官的结构和功能。（　　）
2. 心包发生变质性炎时可形成“绒毛心”。（　　）

3．浆液性炎一般较轻，易于吸收消退。（ ）

四、填空题

1．渗出性炎包括__________、__________、__________和__________。

2．炎症发生时可导致单核巨噬细胞系统增生，临床表现为__________、__________和__________肿大。

五、名词解释

1．炎症增生

2．假膜性炎

六、简答题

1．简述炎症变质性病变的特点。

2．简述一般慢性炎症的病变特点。

七、综合应用题

患者，男，25 岁，右踇趾跌伤化脓数日。自行用小刀切开引流 2 日后，患者出现畏寒、高热、神志不清，被家属送往医院急救。入院查体：体温 39.5 ℃，脉搏 130 次/分，呼吸 40 次/分，血压 80/50 mmHg。急性病容，神志模糊。心率快，心律齐。双肺有较多湿性啰音。腹软，肝、脾未扪及。全身皮肤多数瘀斑，散在各处。右小腿下部发红、肿胀、有压痛。实验室检查：红细胞 3.5×10^{12}/L，白细胞 25.0×10^{9}/L，中性粒细胞 0.75，单核细胞 0.02，淋巴细胞 0.23。入院后给予大量激素、抗生素，输血 2 次，局部切开引流。入院后 12 小时，患者血压下降、休克，随后病情持续恶化，于入院后第 3 日死亡。

尸体解剖检查：躯干上半部散在多数瘀斑，从右足底向上 24 cm 皮肤呈弥漫性红肿，右踇趾外侧有一 1.5 cm 的创口，表面有脓性渗出物覆盖，皮下组织出血。双肺体积增大，重量增加，普遍充血，有多数大小不等的出血区及多数灰黄色米粒大小的脓肿，肺切面有多数出血性梗死灶及小脓肿形成。支气管黏膜明显充血，管腔内充满粉红色泡沫状液体。全身内脏器官明显充血。心、肝、肾及脑实质细胞变性。心包脏层、消化道壁、肾上腺和脾有散在出血点。肺及大静脉血管内可见革兰阳性链球菌及葡萄球菌。

请问：

死者生前有哪些病变？依据是什么？

第五章 肿 瘤

学必知·考纲要求

1. 肿瘤的概念。
2. 肿瘤的形态特点。
3. 肿瘤的异型性概念。
4. 肿瘤的生长方式与扩散。
5. 良性肿瘤与恶性肿瘤的区别。
6. 肿瘤的一般及特殊命名原则。
7. 癌前疾病（病变）、异型增生和原位癌的概念。
8. 相关肿瘤知识的临床病例问题分析。

划重点·考点梳理

考点 1 肿瘤的概念

肿瘤是机体在各种致瘤因子作用下，局部组织细胞异常增生而形成的新生物，常在局部形成肿块。

考点 2 肿瘤的形态特点

1. 大体形态

（1）形状

肿瘤的形状取决于其生长部位、生长方式和性质。肿瘤的形态多种多样，有乳头状、分叶状、囊状、息肉状、结节状和溃疡状等。

（2）大小

肿瘤的大小与其性质、生长时间和生长部位有密切关系。肿瘤的体积大小悬殊。恶性肿瘤因生长迅速，较早转移或危及患者生命，一般体积相对较小。

（3）颜色

肿瘤的颜色与其起源组织颜色相近。如纤维瘤呈灰白色，脂肪瘤呈黄色，血管瘤呈红色，黑色素瘤呈棕褐色或黑色。

（4）质地

肿瘤的质地与其起源组织、实质与间质比例及继发性变化有关。如平滑肌瘤、纤维瘤质韧，骨肿瘤质硬，脂肪瘤质软。肿瘤间质成分多或出现钙化，质地较硬；实质成分多或继发有出血、坏死、囊性变时，质地较软。

（5）数目

多数肿瘤表现为单个肿物，呈单肿瘤，如胃癌；少数肿瘤也可以呈多发瘤形式，如子宫的多发平滑肌瘤。有些肿瘤也可见数十个甚至上百个，如神经纤维瘤病。

2. 组织结构形态

（1）肿瘤的实质

肿瘤的实质即肿瘤细胞，是肿瘤的主要成分，决定肿瘤的性质。一般多数肿瘤由一种实质细胞构成；少数肿瘤可见两种或两种以上的实质细胞成分。观察辨别肿瘤实质细胞的形态特征是病理诊断判断肿瘤性质及其组织来源的重要形态学依据。

（2）肿瘤的间质

肿瘤的间质主要由结缔组织和血管组成，不具备特异性，对肿瘤实质细胞起着支持和营养作用。

考点3　肿瘤的异型性

肿瘤组织在细胞形态和组织结构上都与其起源组织有不同程度的差异，这种差异称为异型性。异型性是肿瘤病理学诊断和鉴别良、恶性肿瘤的重要形态学依据。

分化指机体细胞和组织由幼稚发育到成熟的过程，肿瘤组织的分化程度即肿瘤组织与正常组织之间的相似程度。异型性的大小可以用肿瘤组织的分化程度来表示。肿瘤分化程度高，表示它的细胞与起源组织相似程度高，异型性小，恶性程度低；反之，肿瘤分化程度低，表示它的细胞与起源组织相似程度低，异型性大，恶性程度高。

考点 4 肿瘤的生长方式与扩散

1. 肿瘤的生长方式

（1）膨胀性生长

膨胀性生长为多数良性肿瘤的生长方式。特点：挤压但不破坏周围组织，多有完整纤维包膜，与周围组织分界清楚。临床上检查活动度好，手术易摘除，术后不易复发。

（2）浸润性生长

浸润性生长为多数恶性肿瘤的生长方式。特点：侵袭、破坏周围组织，无完整包膜，与周围组织分界不清。临床上检查较固定，活动度差，手术不易完全摘除，术后易复发。

（3）外生性生长

外生性生长为体表、体腔或自然管道表面生长肿瘤的生长方式，常向表面生长。良性肿瘤呈单纯外生性生长而不向内浸润；恶性肿瘤外生性生长易发生坏死脱落，形成如火山口溃疡状，同时往往还向基底部浸润形成浸润性肿块。

2. 肿瘤的扩散

扩散是恶性肿瘤的生物学特征之一，扩散方式包括直接蔓延和转移两种。

（1）直接蔓延

直接蔓延是指恶性肿瘤细胞沿组织间隙、淋巴管、血管或神经束膜，连续不断地侵入邻近组织、器官继续生长。

（2）转移

转移是指恶性肿瘤细胞从原发部位侵入淋巴管、血管或体腔，迁移到其他部位继续生长，形成与原发瘤性质相同的肿瘤的过程。通过转移形成的肿瘤称为转移瘤，原发部位的肿瘤称为原发瘤。转移是恶性肿瘤的特点，但并非所有的恶性肿瘤都会发生转移。常见的转移途径有三种：① 淋巴道转移，为癌主要的转移方式。② 血道转移，为肉瘤常见的转移方式。③ 种植性转移。

考点 5 良性肿瘤与恶性肿瘤的区别

良性肿瘤与恶性肿瘤的区别见表 5-1。

表 5-1 良性肿瘤与恶性肿瘤的区别

项目	良性肿瘤	恶性肿瘤
分化程度	分化程度高，异型性小	分化程度低，异型性大
核分裂	少见	多见，可见病理性核分裂象

续表

项目	良性肿瘤	恶性肿瘤
生长速度	较慢	较快
生长方式	膨胀性生长或外生性生长	浸润性生长或外生性生长
转移	不转移	常有转移
复发	较少复发	较易复发
对机体影响	较少，主要为局部压迫和阻塞	较大，除压迫、阻塞外，还可破坏周围组织器官，引起坏死、出血、感染、疼痛、恶病质等

考点 6　肿瘤的一般及特殊命名原则

1. 肿瘤的一般命名原则

（1）良性肿瘤的命名

各种组织来源的良性肿瘤，统称为瘤。命名原则为生长部位+起源组织+瘤。有时还结合肿瘤的形态特点来命名，如结肠息肉状腺瘤。

（2）恶性肿瘤的命名

恶性肿瘤根据其组织来源不同，分为癌和肉瘤两大类。① 癌：指来源于上皮组织的恶性肿瘤。命名原则为生长部位+上皮组织+癌。② 肉瘤：指来源于间叶组织的恶性肿瘤。命名原则为生长部位+间叶组织+肉瘤。

2. 肿瘤的特殊命名原则

① 依习惯命名的肿瘤，如白血病、葡萄胎等。

② 以人名命名的恶性肿瘤，如霍奇金淋巴瘤。

③ 以“瘤”命名的恶性肿瘤，如精原细胞瘤。

④ 以“母细胞”命名的肿瘤。有些肿瘤的形态与其起源的幼稚组织或细胞的形态形似，称为母细胞瘤。命名原则为起源组织+母细胞瘤。大多数为恶性肿瘤，如神经母细胞瘤、视网膜母细胞瘤；少数为良性肿瘤，如肌母细胞瘤、软骨母细胞瘤。

⑤ 在肿瘤前直接加上“恶性”命名，如恶性淋巴瘤。

考点 7　癌前疾病（病变）、异型增生和原位癌

1. 癌前疾病（病变）

癌前疾病（病变）是指具有癌变潜能的某些良性疾病或病变。

2. 异型增生

异型增生是指增生的细胞出现异型性，但还不足够诊断为恶性。

3. 原位癌

原位癌是指癌变的细胞仅局限于上皮层内，尚未突破基底膜向下浸润。

学而思·依图自检

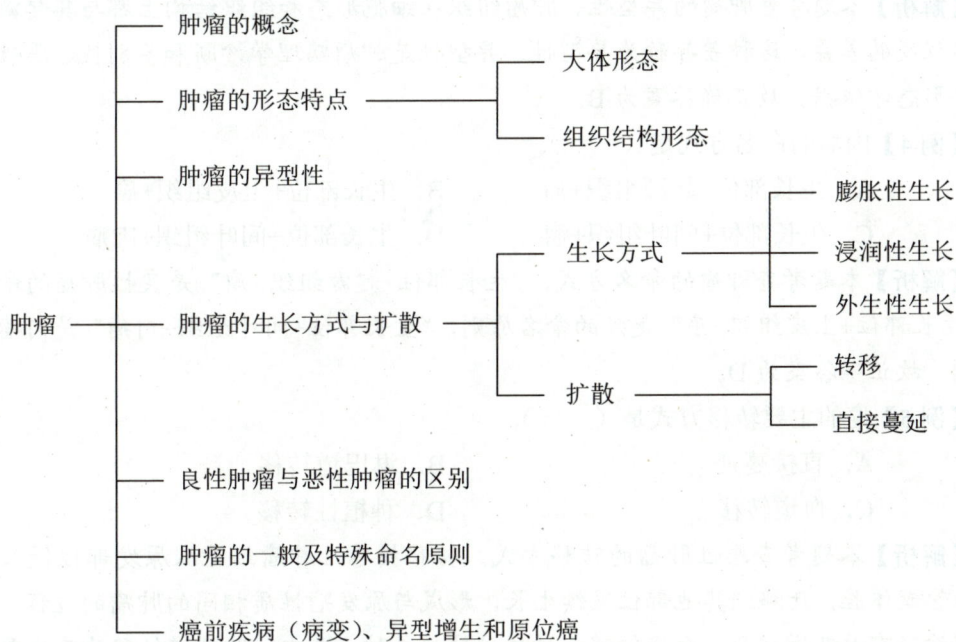

- 肿瘤
  - 肿瘤的概念
  - 肿瘤的形态特点
    - 大体形态
    - 组织结构形态
  - 肿瘤的异型性
  - 肿瘤的生长方式与扩散
    - 生长方式
      - 膨胀性生长
      - 浸润性生长
      - 外生性生长
    - 扩散
      - 转移
      - 直接蔓延
  - 良性肿瘤与恶性肿瘤的区别
  - 肿瘤的一般及特殊命名原则
  - 癌前疾病（病变）、异型增生和原位癌

名师帮·例题详解

一、单项选择题

【例 1】肿瘤的主要成分是（　　）。

A．肿瘤细胞　　B．结缔组织

C．血管　　D．神经组织

【解析】本题考查肿瘤的组织结构形态。肿瘤的实质即肿瘤细胞，是肿瘤的主要成分；肿瘤的间质主要由结缔组织和血管组成。故正确答案为 A。

【例 2】下列关于肿瘤质地的说法，不正确的是（　　）。

A. 平滑肌瘤质软　　B. 纤维瘤质韧

C. 骨肿瘤质硬　　D. 脂肪瘤质软

【解析】本题考查肿瘤的质地。肿瘤的质地与其起源组织、实质与间质比例及继发性变化有关，如平滑肌瘤、纤维瘤质韧，骨肿瘤质硬，脂肪瘤质软。此题为选非题，故正确答案为 A。

【例 3】鉴别良、恶性肿瘤的重要形态学依据是（　　）。

A. 肿瘤分化程度　　B. 肿瘤的异型性

C. 肿瘤生长速度　　D. 肿瘤复发

【解析】本题考查肿瘤的异型性。肿瘤组织在细胞形态和组织结构上都与其起源组织有不同程度的差异，这种差异称为异型性。异型性是肿瘤病理学诊断和鉴别良、恶性肿瘤的重要形态学依据。故正确答案为 B。

【例 4】肉瘤的命名方式是（　　）。

A. 生长部位+起源组织+瘤　　B. 生长部位+上皮组织+癌

C. 生长部位+间叶组织+瘤　　D. 生长部位+间叶组织+肉瘤

【解析】本题考查肿瘤的命名方式。“生长部位+起源组织+瘤”是良性肿瘤的命名原则，“生长部位+上皮组织+癌”是癌的命名原则，“生长部位+间叶组织+肉瘤”是肉瘤的命名原则。故正确答案为 D。

【例 5】癌的主要转移方式是（　　）。

A. 直接蔓延　　B. 淋巴道转移

C. 血道转移　　D. 种植性转移

【解析】本题考查恶性肿瘤的转移方式。转移指恶性肿瘤细胞从原发部位侵入淋巴管、血管或体腔，迁移到其他部位继续生长，形成与原发瘤性质相同的肿瘤的过程。常见的转移途径有淋巴道转移、血道转移和种植性转移三种。其中，淋巴道转移为癌主要的转移方式，血道转移为肉瘤常见的转移方式。故正确答案为 B。

二、多项选择题

【例 1】肿瘤的形状取决于（　　）。

A. 肿瘤的生长部位　　B. 肿瘤的生长方式

C. 肿瘤的性质　　D. 肿瘤的起源组织

E. 肿瘤的继发性变化

【解析】本题考查肿瘤的大体形态的相关知识。肿瘤的大体形态包括形状、大小、颜色、质地和数目。其中，肿瘤的形状取决于肿瘤的生长部位、生长方式和性质。故正确答案为 ABC。

【例 2】肿瘤的扩散方式有（　　）。

A．直接蔓延　　B．淋巴道转移

C．血道转移　　D．种植性转移

E．浸润性生长

【解析】本题考查肿瘤的扩散方式。肿瘤的扩散方式有直接蔓延和转移，常见的转移途径又有淋巴道转移、血道转移和种植性转移。故正确答案为 ABCD。

【例 3】下列关于恶性肿瘤的说法，正确的有（　　）。

A．出现病理性核分裂象　　B．分化程度低，异型性大

C．常发生淋巴道转移　　D．呈浸润性生长

E．容易复发

【解析】本题考查恶性肿瘤的特点。恶性肿瘤的特点：分化程度低，异型性大；核分裂多见，可见病理性核分裂象；生长速度较快；呈浸润性生长或外生性生长；常发生转移；较易复发；对机体影响较大，除压迫、阻塞外，还可破坏周围组织器官，引起坏死、出血、感染、疼痛和恶病质等。故正确答案为 ABCDE。

三、判断题

【例 1】肿瘤的大小与肿瘤的生长方式、生长部位及性质有密切关系。（　　）

【解析】本题考查肿瘤的大体形态的相关知识。肿瘤的大小与其性质、生长时间和生长部位有密切关系。故此题说法正确。

【例 2】肿瘤分化程度越高，说明肿瘤细胞与起源组织的相似程度低，异型性大，恶性程度高。（　　）

【解析】本题考查肿瘤的异型性。肿瘤组织在细胞形态和组织结构上都与其起源组织有不同程度的差异，这种差异称为异型性，是肿瘤病理学诊断和鉴别良、恶性肿瘤的重要形态学依据。异型性的大小可以用肿瘤组织的分化程度来表示。肿瘤分化程度高，表示它的细胞与起源组织相似程度高，异型性小，恶性程度低；反之，肿瘤分化程度低，表示它的细胞与起源组织相似程度低，异型性大，恶性程度高。故此题说法错误。

【例 3】所有的恶性肿瘤都会发生转移。（　　）

【解析】本题考查肿瘤的转移。转移指恶性肿瘤细胞从原发部位侵入淋巴管、血管或体腔，迁移到其他部位继续生长，形成与原发瘤性质相同的肿瘤的过程。转移是恶性肿瘤的特点，但并非所有的恶性肿瘤都会发生转移。故此题说法错误。

【例 4】精原细胞瘤是以母细胞命名的肿瘤。（　　）

【解析】本题考查肿瘤的特殊命名原则。肿瘤的特殊命名原则有依习惯命名、以人名命名、以“瘤”命名、以“母细胞”命名，以及在肿瘤前直接加上“恶性”命名。精原细

胞瘤属于以“瘤”命名的恶性肿瘤。故此题说法错误。

四、填空题

【例 1】肿瘤的生长方式有__________、__________和__________三种。

【解析】本题考查肿瘤的生长方式。肿瘤的生长方式与肿瘤的性质、发生部位有关，主要有膨胀性生长、浸润性生长和外生性生长。故空处应依次填入：膨胀性生长、浸润性生长、外生性生长。

【例 2】来源于上皮组织的恶性肿瘤是__________，来源于间叶组织的恶性肿瘤是__________。

【解析】本题考查恶性肿瘤的分类。恶性肿瘤根据其不同的组织来源，分为癌和肉瘤两类。癌是指来源于上皮组织的恶性肿瘤，肉瘤是指来源于间叶组织的恶性肿瘤。故空处应依次填入：癌、肉瘤。

五、名词解释

【例 1】肿瘤

【解析】本题考查肿瘤的概念。答案如下：

肿瘤是指机体在各种致瘤因子作用下，局部组织细胞异常增生而形成的新生物，常在局部形成肿块。

【例 2】癌前病变

【解析】本题考查癌前病变的概念。答案如下：

癌前病变是指具有癌变潜能的某些良性疾病或病变。

六、简答题

【例 1】简述肿瘤的异型性与肿瘤组织的分化之间的关系。

【解析】本题考查肿瘤的异型性与肿瘤组织的分化之间的关系。答案如下：

肿瘤的异型性是指肿瘤组织在细胞形态和组织结构上都与其起源组织有不同程度的差异。分化指机体细胞和组织由幼稚发育到成熟的过程。肿瘤组织的分化程度即肿瘤组织与正常组织之间的相似程度。异型性的大小可以用肿瘤组织的分化程度来表示。肿瘤分化程度高，表示它的细胞与起源组织相似程度高，异型性小，恶性程度低；反之，肿瘤分化程度低，表示它的细胞与起源组织相似程度低，异型性大，恶性程度高。

【例 2】简述良性肿瘤与恶性肿瘤的区别。

【解析】本题考查良性肿瘤与恶性肿瘤的区别。答案如下：

（1）分化程度：良性肿瘤分化程度高，异型性小；恶性肿瘤分化程度低，异型性大。

（2）核分裂：良性肿瘤核分裂少见；恶性肿瘤核分裂多见，可见病理性核分裂现象。

（3）生长速度：良性肿瘤生长较慢；恶性肿瘤生长较快。

（4）生长方式：良性肿瘤生长方式为膨胀性生长和外生性生长；恶性肿瘤生长方式为浸润性生长和外生性生长。

（5）转移和复发：良性肿瘤不转移，较少复发；恶性肿瘤常有转移，较易复发。

（6）对机体的影响：良性肿瘤对机体的影响较小，主要为局部压迫、阻塞；恶性肿瘤对机体的影响较大，除压迫、阻塞外，还可破坏周围组织器官，引起坏死、出血、感染、发热、疼痛和恶病质等。

七、综合应用题

【例】患者，女，20 岁，1 年前开始出现左大腿间歇性隐痛，后转为持续性疼痛伴局部肿胀。6 个月前，患者不慎摔倒后，左下肢不能活动。

入院查体：左大腿关节上方纺锤形肿胀。X 线检查诊断为左股骨下段骨质溶解、病理性骨折。经牵引治疗无效，行截肢术。病理检查：左股骨下段皮质和骨髓腔大部分破坏，代之以灰红色、鱼肉样组织。镜下检查见肿瘤细胞呈圆形、梭形和多边形，核大深染，核分裂象多见。肿瘤细胞弥漫分布，血管丰富，可见片状或小梁状骨样组织。

患者截肢后愈合出院。出院 4 个月后患者出现胸痛、咳嗽、咯血，实验室检查血清碱性磷酸酶升高，截肢局部无异常。

请问：

1. 患者左大腿肿块属于什么性质的病变？

2. 患者为什么会出现局部疼痛和病理性骨折？

3. 患者行截肢术后为什么会出现胸痛、咳嗽、咯血？

【解析】本题考查恶性肿瘤的相关知识。答案如下：

1. 患者左大腿肿块属于肿瘤性病变。

2. 病理检查显示左股骨下段皮质和骨髓腔大部分破坏，代之以灰红色、鱼肉样组织；镜下检查见肿瘤细胞呈圆形、梭形和多边形，核大深染，核分裂象多见；肿瘤细胞弥漫分布，血管丰富，可见片状或小梁状骨样组织。这说明患者的病变属于恶性肿瘤。恶性肿瘤呈浸润性生长，因此浸润神经可致疼痛，破坏骨质可致病理性骨折。

3. 恶性肿瘤易发生转移，患者行截肢术后肿瘤转移至肺，引起胸痛、咳嗽、咯血。

求突破·强化训练

一、单项选择题

1. 下列关于肿瘤异型性的说法，正确的是（　　）。
   A. 肿瘤分化程度高，异型性大　　B. 肿瘤分化程度高，恶性程度高
   C. 肿瘤分化程度低，异型性大　　D. 肿瘤分化程度低，恶性程度低
2. 大多数恶性肿瘤的生长方式是（　　）。
   A. 膨胀性生长　　B. 浸润性生长
   C. 外生性生长　　D. 转移性生长
3. 具有癌变潜能的疾病是（　　）。
   A. 癌前病变　　B. 异型增生
   C. 原位癌　　D. 肉瘤
4. 肿瘤的分化程度越高，则（　　）。
   A. 恶性程度越高　　B. 转移越早
   C. 异型性越小　　D. 预后越差
5. 在恶性肿瘤患者的周围血中发现了恶性肿瘤细胞，说明该患者（　　）。
   A. 已发生了淋巴道转移　　B. 是恶性肿瘤晚期
   C. 有可能发生了血道转移　　D. 并发白血病

二、多项选择题

1. 恶性肿瘤对机体的影响有（　　）。
   A. 局部压迫和阻塞　　B. 引起坏死
   C. 引起感染　　D. 出现疼痛
   E. 引起恶病质
2. 下列关于原位癌的说法，正确的是（　　）。
   A. 癌变细胞局限于上皮层内　　B. 癌变突破基底膜向下浸润
   C. 基底膜保持完整　　D. 一定会进展为浸润癌
   E. 及时发现可治愈

三、判断题

1. 恶性肿瘤因生长速度快，一般体积相对较大。（ ）
2. 恶性肿瘤生长快速，易破坏周围组织，与周围组织分界不清。（ ）
3. 癌前病变是恶性病变。（ ）
4. 癌和肉瘤统称为恶性肿瘤。（ ）

四、填空题

1. ＿＿＿＿＿＿指机体细胞和组织由幼稚发育到成熟的过程。
2. 恶性肿瘤的生长方式是＿＿＿＿＿＿和＿＿＿＿＿＿。

五、名词解释

1. 肿瘤的异型性
2. 原位癌

六、简答题

1. 简述肿瘤的大体形态特征。
2. 简述肿瘤的特殊命名原则并举例。

七、综合应用题

患者，女，50 岁，因上腹部疼痛 6 个月、腹胀 1 个月入院。6 个月前，患者自觉上腹部无规律性疼痛，并逐渐加重，伴食欲缺乏，时而有黑便，按“胃溃疡”治疗无明显效果。近 1 个月来，患者上腹部胀痛加重，并有肝区不适，伴黑便，时而咳嗽、痰中带血。患者自发病以来明显消瘦、乏力。患者既往有慢性胃溃疡、重度慢性萎缩性胃炎和胃黏膜增生病史。

入院查体：一般情况差，明显消瘦、乏力，贫血貌，低热，血压偏低，呼吸急促。左锁骨上可触及蚕豆大淋巴结，较硬，固定，不痛。腹部稍隆起，腹水征阳性。剑突下饱满，可触及鸡蛋大肿块，肝稍大。肛门指检：于直肠前凹触及栗子大肿物，稍硬，固定。直肠镜检查：未见异常。妇科检查：盆腔双侧皆可触及拳头大肿物，质硬，考虑为双侧卵巢肿物。胸部 X 线检查：双肺可见多发、散在、大小一致、边界清楚的结节状阴影。胃 X 线钡餐造影检查：胃幽门窦前壁可见一约 4 cm×3 cm×3 cm 的边界不齐的充盈缺损区域，边缘略呈堤状隆起，中央区凹陷。胃纤维内窥镜检查：近胃小弯侧的幽门窦前壁处呈现弥漫性增厚区域，约 6 cm×5 cm，灰白色，较硬，黏膜皱襞粗大，蠕动消失；近胃壁增厚区的中央处形成火山口样溃疡，内径约 3 cm，底部较多坏死并有出血。给予患者支持疗法和抗肿瘤化学药物治疗，但病情继续恶化，呈现恶病质。住院 3 个月后，患者突然排黑便，血压下降至 50/30 mmHg，经抢救无效死亡。

请问：

1．患者的原发病变是什么？

2．患者的原发病变是如何发展的？

3．患者死亡的原因是什么？

第六章　心血管系统疾病

学必知·考纲要求

1. 动脉粥样硬化：概念；病因及发病机制；基本病理变化。
2. 冠心病：概念；临床表现类型及特征。
3. 良性高血压：概念；病因及发病机制；病理变化及病理临床联系。
4. 风湿病：概念，基本病理变化；心脏的病理变化。

划重点·考点梳理

考点 1　动脉粥样硬化

1. 概念

动脉粥样硬化是指发生于大、中动脉血管壁内膜的病变，由于血浆中脂类物质在血管壁内膜过量沉积，引起内膜灶性纤维化，粥样斑块形成，导致管壁增厚变硬、管腔狭窄。

2. 病因及发病机制

（1）血脂异常

动脉粥样硬化的严重程度与血浆胆固醇水平呈正相关。血中甘油三酯水平持续升高与动脉粥样硬化密切相关，血浆低密度脂蛋白、极低密度脂蛋白水平的持续升高和高密度脂蛋白水平降低是动脉粥样硬化发病的危险因素。

（2）高血压

高血压患者动脉血管长期受到较高压力的压迫和冲击，内皮细胞易受损伤，对脂质通透性增强，且中膜易发生致密化，低密度脂蛋白运出受阻。

（3）吸烟

吸烟时血中 CO 浓度升高，损伤血管内皮，且吸烟时血中低密度脂蛋白易被氧化，导致血管内皮损伤，氧化的低密度脂蛋白进入内膜。

（4）遗传因素

动脉粥样硬化的发病具有家族聚集倾向。

（5）其他因素

① 年龄：动脉粥样硬化的发病率随年龄的增加而升高。② 性别：绝经期前，女性发病率显著低于男性，绝经期后，这种差异消失。③ 肥胖：肥胖者易发生高脂血症、高血压、糖尿病等，容易导致动脉粥样硬化。

3. 基本病理变化

动脉粥样硬化的病理变化一般分为四期。

（1）脂纹期

肉眼观察：点状或条纹状黄色不隆起或微隆起于内膜的病灶。镜下观察：病变处内膜中有大量圆形或椭圆形泡沫细胞聚集，泡沫细胞体积大，圆形或椭圆形，HE 染色胞质中有大量空泡。

（2）纤维斑块期

纤维斑块由脂纹发展而来。肉眼观察：内膜面散在不规则隆起的斑块，颜色初为淡黄或灰黄色，逐渐变为瓷白色；切面黄色的脂质被埋于深层。镜下观察：病灶表层为大量胶原纤维、平滑肌细胞、少数弹力纤维和蛋白聚糖形成的纤维帽；纤维帽下方可见数量不等的泡沫细胞、中膜平滑肌细胞、细胞外基质和炎症细胞。

（3）粥样斑块期

粥样斑块由纤维斑块深层的组织坏死而来，是动脉粥样硬化的典型病变。肉眼观察：内膜可见灰黄色斑块向内膜表面隆起；切面见斑块表层为白色质硬组织，深层为黄色粥样物质，向深部压迫中膜。镜下观察：斑块表层为纤维帽；斑块下深层可见大量无定形的坏死崩解产物、胆固醇结晶和钙盐沉积；斑块底部和边缘出现肉芽组织；动脉中膜平滑肌细胞萎缩，中膜变薄。

（4）继发性复合病变期

在纤维斑块和粥样斑块基础上继发的病变，常见的有斑块内出血、斑块破裂、血栓形成、钙化、动脉瘤、血管腔狭窄。

考点 2　冠心病

1. 概念

冠状动脉性心脏病，简称冠心病，是由冠状动脉狭窄所致的心肌缺血性心脏病。冠状动脉粥样硬化是冠心病的最常见原因。

2. 临床表现类型及特征

（1）心绞痛

心绞痛是由心肌急剧的、暂时性缺血、缺氧所造成的一种常见的临床综合征。临床表现为阵发性心前区疼痛或压迫感，可放射至心前区或左上肢，持续数分钟，用硝酸酯制剂或稍休息后症状可缓解。

（2）心肌梗死

心肌梗死是由冠状动脉供血中断，供血区持续缺血而导致的较大范围的心肌坏死。临床上有剧烈而较持久的胸骨后疼痛，用硝酸酯制剂或休息后不能完全缓解，可并发心律失常、心力衰竭或休克等。

① 病理变化：心肌梗死是贫血性梗死。一般在梗死 6 小时后肉眼才能辨认，呈苍白色；8～9 小时后呈土黄色，梗死灶外周出现充血出血带，边缘区出现肉芽组织；3 周后肉芽组织开始机化，逐渐形成瘢痕组织。镜下观察，病变早期心肌细胞发生核碎裂、核溶解，间质水肿，少量中性粒细胞浸润。

② 生化改变：心肌细胞受损后，肌红蛋白逸出入血，在心肌梗死后 6～12 小时内出现峰值。心肌细胞坏死后，细胞内的 SGOT、SGPT、CPK、LDH 释放入血，一般在心肌梗死后 24 小时内血清浓度达最高值。其中，CPK 值的测定对心肌梗死具有临床诊断意义。

③ 并发症：心力衰竭、心脏破裂、室壁瘤、附壁血栓形成、心源性休克、心律失常。

（3）心肌纤维化

心肌纤维化是由中、重度的冠状动脉粥样硬化性狭窄引起的心肌持续性和（或）反复加重的缺血、缺氧导致的。

（4）冠状动脉性猝死

冠状动脉性猝死是由冠状动脉粥样硬化基础上的继发性病变引起，由心肌急性缺血所致。

考点 3　良性高血压

1. 概念

原发性高血压又称高血压病，是一种原因未明的、以体循环动脉血压升高为主的全身性独立性疾病。原发性高血压又分为良性（缓进型）高血压和恶性（急进型）高血压。

2. 病因及发病机制

（1）遗传因素

约 75%的原发性高血压患者有家族史。

（2）精神心理因素

长期精神紧张、忧虑、压抑、恐惧等心理作用可使大脑皮质功能失调，引起全身细小动脉痉挛，增加外周血管的阻力，使血压升高。

（3）神经内分泌因素

长期过度的精神因素使交感神经缩血管作用增强，引起细小动脉收缩、外周血管阻力升高及钠、水潴留，使血压升高。

（4）高钠饮食因素

高钠的摄入和潴留一方面增加了血容量，另一方面可增加动脉壁的平滑肌对肾上腺素、血管紧张素等缩血管物质的敏感性，从而使血压升高。

（5）其他因素

高血压的发生还与吸烟、饮酒、肥胖、内分泌紊乱等有关。

3. 病理变化及病理临床联系

（1）功能紊乱期

功能紊乱期是高血压早期阶段，特点是全身细小动脉间歇性痉挛收缩，血压升高呈波动状态，心、肾、脑等器官无器质性病变。患者偶有头痛、头晕，适当休息、治疗后可以痊愈。

（2）动脉系统病变期

① 细动脉硬化：主要表现为肾入球动脉、脾中央动脉和视网膜动脉的玻璃样变。② 小动脉硬化：主要累及肾小叶间动脉、弓形动脉及脑的小动脉。③ 大动脉硬化：在主动脉及其主要分支发生动脉粥样硬化。

（3）器官病变期

1）心脏：心脏体积增大，重量增加，左心室壁增厚，乳头肌和肉柱增粗、变圆，但心腔不扩张，称为向心性肥大。失代偿后，心腔扩张，称离心性肥大。

2）肾：双侧肾脏对称性缩小，质地变硬，肾表面凹凸不平，呈细颗粒状，切面肾皮质变薄，皮、髓质界限模糊，称为原发性颗粒性固缩肾。

3）脑：① 脑水肿。临床上可出现头痛、头晕、呕吐、视物模糊和暂时性意识障碍等表现，称为高血压脑病。严重时可有高血压危象。② 脑软化。③ 脑出血。这是高血压病最严重且致命性的并发症，常发生于基底节、内囊，其次发生于大脑白质，临床表现有对侧肢体偏瘫和感觉消失、失语等。

4）视网膜：视网膜中央动脉因硬化而出现变细、迂曲、反光增强，动静脉交叉处出现压痕。晚期视网膜渗出、出血和视盘水肿。

考点 4　风湿病

1. 概念

风湿病是指一种与 A 组乙型溶血性链球菌感染有关的变态反应性疾病。

2. 基本病理变化

（1）变质渗出期

风湿病的早期表现为病变器官的结缔组织基质发生黏液样变性和胶原纤维发生纤维素样坏死，同时有淋巴细胞、浆细胞、单核细胞浸润及浆液、纤维素渗出。此期病变持续 1 个月。

（2）增生期（肉芽肿期）

增生期的主要病变是形成具有诊断意义的风湿小体，又称阿绍夫小体。风湿小体在显微镜下才能看到，多出现于心肌间质、心内膜下和皮下结缔组织。镜下观察：整体病变区域呈圆形或梭形，中心部位可见纤维素样坏死灶，周围有较多的风湿细胞和成纤维细胞，外围有少量的淋巴细胞和单核细胞。此期可持续 2～3 个月。

（3）纤维化期（瘢痕期，愈合期）

风湿小体内的坏死物质逐渐被吸收，风湿细胞变为成纤维细胞，细胞间产生胶原纤维，使风湿小体逐渐纤维化，最后形成梭形瘢痕。此期可持续 2～3 个月。

3. 心脏的病理变化

风湿病最常侵犯心脏、关节和血管等处，以心脏病变最为严重。根据下同的心脏受累部位，引起的病变可表现为风湿性心内膜炎、风湿性心肌炎和风湿性心外膜炎。

（1）风湿性心内膜炎

风湿性心内膜炎主要累及二尖瓣，其次为二尖瓣和主动脉瓣同时受累。急性期瓣膜肿胀，瓣膜内出现黏液变性和纤维素样坏死，有浆液渗出和炎症细胞浸润。随后在病变瓣膜表面，尤其是闭锁缘，形成串珠状排列、粟粒大小、灰白色、半透明的赘生物，即白色血栓，此赘生物与瓣膜粘连紧密，不易脱落。病变后期，赘生物被机化，瓣膜发生纤维化及瘢痕形成。

（2）风湿性心肌炎

风湿性心肌炎常与风湿性心内膜炎同时发生，在心肌间质小血管旁形成风湿小体是特征性病变。病变主要累及心肌间质结缔组织，常表现为心肌间质水肿，在血管附近可见风湿小体及淋巴细胞浸润。病变反复发作可引起间质纤维化、变硬，心肌收缩力下降，严重时发生心力衰竭。

（3）风湿性心外膜炎

风湿性心外膜炎主要累及心包膜脏层，呈浆液性或纤维素性炎症。当有大量浆液渗出时可形成心包腔积液。如果大量纤维素渗出，不能被完全溶解吸收，则发生机化，可引起心包膜脏层与壁层互相粘连，导致缩窄性心包炎，影响心脏的正常搏动。

学而思·依图自检

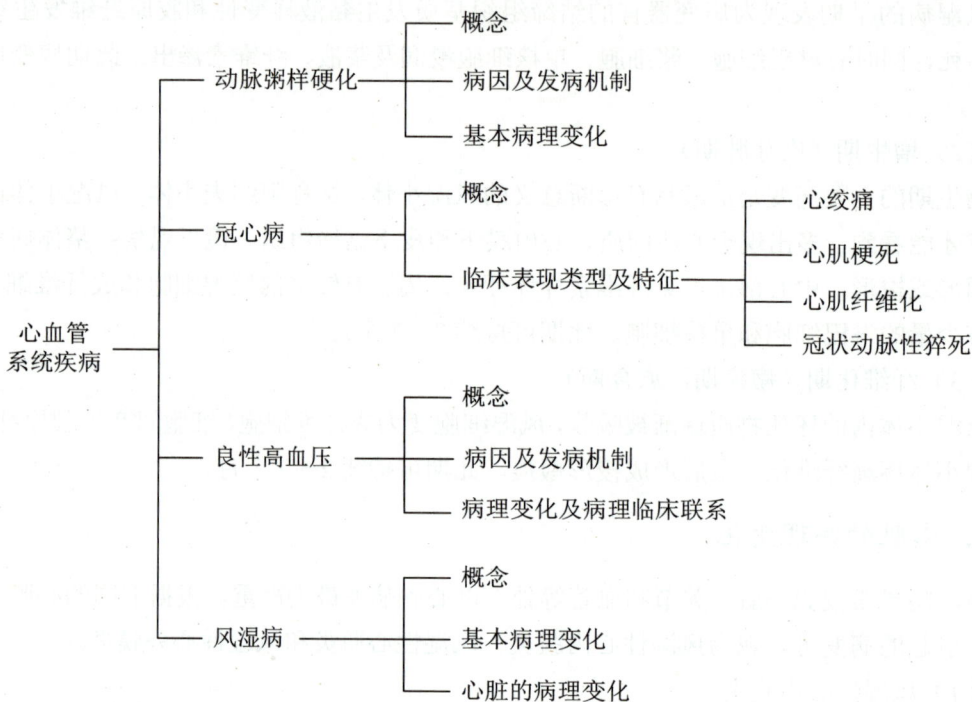

- 心血管系统疾病
  - 动脉粥样硬化
    - 概念
    - 病因及发病机制
    - 基本病理变化
  - 冠心病
    - 概念
    - 临床表现类型及特征
      - 心绞痛
      - 心肌梗死
      - 心肌纤维化
      - 冠状动脉性猝死
  - 良性高血压
    - 概念
    - 病因及发病机制
    - 病理变化及病理临床联系
  - 风湿病
    - 概念
    - 基本病理变化
    - 心脏的病理变化

名师帮·例题详解

一、单项选择题

【例 1】下列关于动脉粥样硬化的说法，不正确的是（　　）。

A．发生于细小的动脉血管壁

B．血管壁内膜沉积大量的脂类物质

C．典型病变是粥样斑块形成

D．动脉血管壁增厚变硬、管腔变窄

【解析】本题考查动脉粥样硬化的相关知识。动脉粥样硬化是指发生于大、中动脉血管壁内膜的病变，由于血浆中脂类物质在血管壁内膜中过量沉积，引起内膜灶性纤维化，粥样斑块形成，导致管壁增厚变硬、管腔狭窄。动脉粥样硬化的病理变化一般分为脂纹期、纤维斑块期、粥样斑块期和继发性复合病变期四期。其中，粥样斑块是其典型病变。此题为选非题，故正确答案为 A。

【例 2】冠心病最常见的病因是（　　）。

A．心绞痛　　B．心肌梗死

C．心肌纤维化　　D．冠状动脉粥样硬化

【解析】本题考查冠心病的病因。冠心病是冠状动脉狭窄所致的心肌缺血性心脏病。冠状动脉粥样硬化是其最常见原因。故正确答案为 D。

【例 3】心肌梗死属于（　　）。

A．出血性梗死　　B．贫血性梗死

C．败血性梗死　　D．淤血性梗死

【解析】本题考查心肌梗死的病理变化。心肌梗死是贫血性梗死。一般在梗死 6 小时后肉眼才能辨认，呈苍白色；8～9 小时后呈土黄色，梗死灶外周出现充血出血带，边缘区出现肉芽组织；3 周后肉芽组织开始机化，逐渐形成瘢痕组织。镜下观察，病变早期心肌细胞发生核碎裂、核溶解，间质水肿，少量中性粒细胞浸润。故正确答案为 B。

【例 4】高血压脑病的表现不包括（　　）。

A．头痛　　B．呕吐

C．视物模糊　　D．对侧肢体偏瘫

【解析】本题考查高血压脑病的临床表现。高血压时，由于脑的细小动脉痉挛和硬化，患者脑部病变主要有脑水肿、脑软化和脑出血三种。当发生脑水肿时，临床上可出现头痛、头晕、呕吐、视物模糊和暂时性意识障碍等表现，称为高血压脑病。而对侧肢体偏瘫是脑出血的临床表现。此题为选非题，故正确答案为 D。

【例 5】风湿病增生期的主要病变是（　　）。

A．胶原纤维发生纤维素样坏死

B．风湿小体形成

C．成纤维细胞形成

D．结缔组织发生黏液样变性

【解析】本题考查风湿病的基本病理变化。风湿病的基本病理变化分为变质渗出期、增生期和纤维化期三期。风湿病的早期表现为病变器官的结缔组织基质发生黏液样变性和胶原纤维发生纤维素样坏死，同时有淋巴细胞、浆细胞、单核细胞浸润及浆液、纤维素渗出；增生期的主要病变是形成具有诊断意义的风湿小体；纤维化期，风湿小体内的坏死物质逐渐被吸收，风湿细胞变为成纤维细胞，细胞间产生胶原纤维，使风湿小体逐渐纤维化，最后形成梭形瘢痕。故正确答案为B。

【例6】风湿病是一种（　　）。

A．炎症性疾病　　B．代谢性疾病

C．坏死性疾病　　D．变态反应性疾病

【解析】本题考查风湿病的概念。风湿病是指一种与A组乙型溶血性链球菌感染有关的变态反应性疾病。故正确答案为D。

二、多项选择题

【例1】引起动脉粥样硬化的危险因素有（　　）。

A．高胆固醇血症　　B．高血压

C．吸烟　　D．年龄

E．肥胖

【解析】本题考查动脉粥样硬化的病因。动脉粥样硬化的病因包括血脂异常、高血压、吸烟、遗传因素、年龄、性别、肥胖等。故正确答案为ABCDE。

【例2】冠心病的临床表现类型有（　　）。

A．心绞痛　　B．心肌梗死

C．心肌纤维化　　D．冠状动脉性猝死

E．左心室向心性肥大

【解析】本题考查冠心病的临床表现类型。冠心病是由冠状动脉狭窄所致的心肌缺血性心脏病，临床表现类型有心绞痛、心肌梗死、心肌纤维化和冠状动脉性猝死。故正确答案为ABCD。

【例3】高血压病引起的脑内病变有（　　）。

A．脑水肿　　B．脑软化

C．脑出血　　D．脑萎缩

E．脑动脉瘤

【解析】本题考查高血压病引起的脑内病变。高血压病的病理变化分为功能紊乱期、动脉系统病变期和器官病变期。在器官病变期，心脏、肾、脑和视网膜均会发生病变。其中脑内病变主要有脑水肿、脑软化和脑出血。故正确答案为ABC。

三、判断题

【例1】动脉粥样硬化的严重程度与血浆胆固醇水平有关。（　　）

【解析】本题考查动脉粥样硬化的病因。动脉粥样硬化的严重程度与血浆胆固醇水平呈正相关。故此题说法正确。

【例 2】高血压的发生与内分泌紊乱有关。（　　）

【解析】本题考查高血压病的病因。高血压病的病因有遗传因素、精神心理因素、神经内分泌因素、高钠饮食因素和其他因素（吸烟、饮酒、肥胖和内分泌紊乱等）。故此题说法正确。

【例 3】风湿病最常侵犯心脏、关节和血管等处，以关节病变最为严重。（　　）

【解析】本题考查风湿病的侵犯部位。风湿病最常侵犯心脏、关节和血管等处，以心脏病变最为严重。故此题说法错误。

【例 4】风湿性心肌炎发生时，在心肌间质小血管旁可见到风湿小体和淋巴细胞。（　　）

【解析】本题考查风湿性心肌炎的病理变化。风湿性心肌炎常与风湿性心内膜炎同时发生，在心肌间质小血管旁形成风湿小体是特征性病变。病变主要累及心肌间质结缔组织，常表现为心肌间质水肿，在血管附近可见风湿小体及淋巴细胞浸润。故此题说法正确。

四、填空题

【例 1】血浆中＿＿＿＿＿在血管壁内膜过量沉积会引起内膜灶性纤维化，粥样斑块形成。

【解析】本题考查动脉粥样硬化的概念。动脉粥样硬化是指发生于大、中动脉血管壁内膜的病变，由于血浆中脂类物质在血管壁内膜过量沉积，引起内膜灶性纤维化，粥样斑块形成，导致管壁增厚变硬、管腔狭窄。故空处应填入：脂类物质。

【例 2】高血压病最严重且致命性的并发症是＿＿＿＿＿，其常发生于＿＿＿＿＿和＿＿＿＿＿。

【解析】本题考查脑出血的相关知识。脑出血是高血压病最严重且致命性的并发症。常发生于基底节、内囊，其次为大脑白质。故空处应依次填入：脑出血、基底节、内囊。

五、名词解释

【例 1】心绞痛

【解析】本题考查心绞痛的概念。答案如下：

心绞痛是指由心肌急剧的、暂时性缺血、缺氧所造成的一种常见的临床综合征。

【例 2】向心性肥大

【解析】本题考查向心性肥大的概念。答案如下：

心脏体积增大，重量增加，左心室壁增厚，乳头肌和肉柱增粗、变圆，但心腔不扩张，称为向心性肥大。

六、简答题

【例 1】简述动脉粥样硬化的基本病理变化。

【解析】本题考查动脉粥样硬化的基本病理变化。答案如下：

（1）脂纹期：① 肉眼观察，点状或条纹状黄色不隆起或微隆起于内膜的病灶。② 镜下观察，病变处内膜中有大量圆形或椭圆形泡沫细胞聚集，泡沫细胞体积大，圆形或椭圆形，HE 染色胞质中有大量空泡。

（2）纤维斑块期：① 肉眼观察，内膜面散在不规则隆起的斑块，颜色初为淡黄或灰黄色，逐渐变为瓷白色；切面黄色的脂质埋于深层。② 镜下观察，病灶表层为大量胶原纤维、平滑肌细胞、少数弹力纤维和蛋白聚糖形成的纤维帽；纤维帽下方可见数量不等的泡沫细胞、中膜平滑肌细胞、细胞外基质和炎细胞。

（3）粥样斑块期：动脉粥样硬化的典型病变。① 肉眼观察，内膜可见灰黄色斑块向内膜表面隆起；切面见斑块表层为白色质硬组织，深层为黄色粥样物质，向深部压迫中膜。② 镜下观察，斑块表层为纤维帽；斑块下深层可见大量无定形的坏死崩解产物、胆固醇结晶和钙盐沉积；斑块底部和边缘出现肉芽组织；动脉中膜平滑肌细胞萎缩，中膜变薄。

（4）继发性复合病变期：在纤维斑块和粥样斑块基础上继发的病变，常见的有斑块内出血、斑块破裂、血栓形成、钙化、动脉瘤、血管腔狭窄。

【例 2】简述心肌梗死的病理变化。

【解析】本题考查心肌梗死的病理变化。答案如下：

心肌梗死是贫血性梗死。一般在梗死 6 小时后肉眼才能辨认，呈苍白色；8～9 小时后呈土黄色，梗死灶外周出现充血出血带，边缘区出现肉芽组织；3 周后肉芽组织开始机化，逐渐形成瘢痕组织。镜下观察，病变早期心肌细胞发生核碎裂、核溶解，间质水肿，少量中性粒细胞浸润。

七、综合应用题

【例】患者，女，30 岁，既往有膝、肘、肩、踝等关节疼痛史，2 年前出现心慌、心悸，剧烈活动及体力劳动后加剧，伴有下肢和面部水肿，以后病情反复发作，多次住院治疗。近半个月来患者症状加重，因咳嗽、气促、咳铁锈色痰、左上腹胀痛而急诊入院。自述经常出现喉痛和扁桃体炎。

入院查体：体温 36.5 ℃，脉搏 120 次/分，呼吸 18 次/分，血压 100/70 mmHg。心律不齐，心尖区可闻及Ⅲ级收缩期吹风样杂音及舒张期隆隆样杂音，听诊心界扩大。实验室检查：抗链“O” 800 U（正常值为＜500 U），红细胞沉降率 40 mm/h（正常值为＜20 mm/h）。

请问：

1. 该患者最可能的诊断是什么？

2. 诊断依据是什么？

【解析】本题考查风湿性心内膜炎的相关知识。答案如下：

1. 该患者最可能的诊断是风湿性心内膜炎。

2. 诊断依据：① 患者既往有膝、肘、肩、踝等关节疼痛史，提示有风湿性关节炎。② 心尖区可闻及Ⅲ级收缩期吹风样杂音及舒张期隆隆样杂音，听诊心界扩大，提示有心瓣膜病变。③ 实验室检查：抗链“O”800 U，红细胞沉降率 40 mm/h。④ 2 年前出现心慌、心悸，剧烈活动及体力劳动后加剧，伴有下肢和面部水肿，近半个月来症状加重，咳嗽、气促、咳铁锈色痰，提示有心力衰竭。⑤ 经常出现喉痛和扁桃体炎，提示有溶血性链球菌感染。

求突破·强化训练

一、单项选择题

1. 下列关于心绞痛的说法，不正确的是（　　）。

A. 出现阵发性心前区疼痛　　B. 出现剧烈而持久的胸骨后疼痛

C. 疼痛可放射至左上肢　　D. 服用硝酸酯制剂可缓解疼痛

2. 下列选项中，不属于心肌梗死的并发症的是（　　）。

A. 心力衰竭　　B. 心脏破裂

C. 心肌纤维化　　D. 心律失常

3. 风湿病早期为（　　）。

A. 肉芽肿期　　B. 变质渗出期

C. 瘢痕期　　D. 纤维化期

4. 风湿性心肌炎的特征性病变是（　　）。

A. 心脏瓣膜黏液样变性

B. 心脏瓣膜纤维化

C. 心肌间质小血管旁形成风湿小体

D. 心包膜脏层有大量浆液渗出

5. 下列关于风湿病的说法，不正确的是（　　）。

A. 是一种变态反应性疾病　　B. 与 A 组乙型链球菌感染有关

C. 心脏病变对机体影响最重　　D. 风湿小体在变质渗出期出现

二、多项选择题

1. 动脉粥样硬化的继发性病变有（　　）。

A. 斑块破裂　　B. 斑块内出血
C. 血栓形成　　D. 动脉瘤
E. 血管腔狭窄

2. 引发高血压的危险因素有（　　）。

A. 遗传　　B. 长期精神紧张
C. 高盐饮食　　D. 吸烟
E. 饮酒

3. 风湿小体多出现于（　　）。

A. 心肌间质　　B. 心内膜下
C. 皮下结缔组织　　D. 心包内膜
E. 心脏瓣膜

三、判断题

1. 女性动脉粥样硬化的发生率高于男性。（　　）
2. 冠状动脉性猝死是由冠状动脉粥样硬化基础上的继发性病变引起。（　　）
3. 高血压早期阶段不会出现器质性病变。（　　）
4. 风湿性心外膜炎是浆液性或纤维素性炎症。（　　）

四、填空题

1. 原发性高血压分为__________和__________。

2. 心肌梗死一般在__________后肉眼才能辨认，__________后边缘区出现肉芽组织，__________后逐渐形成瘢痕组织。

五、名词解释

1. 动脉粥样硬化　　2. 高血压脑病

六、简答题

1．高血压功能紊乱期的主要特点是什么？
2．简述风湿病的基本病理变化。

七、综合应用题

患者，男，50岁，2年前出现头痛、头晕、健忘等症状，血压150/95 mmHg，服用降压药物后自觉上述症状缓解。2天前，患者出现剧烈头痛、视物模糊、呕吐、右侧面神经麻痹及左侧肢体瘫痪，急性病容，血压140/90 mmHg，双下肢浮肿，颈静脉怒张，尿蛋白（+）。

请问：

1．该患者最可能的诊断是什么？
2．诊断依据是什么？

第七章　呼吸系统疾病

学必知·考纲要求

1．大叶性肺炎：概念；病因及发病机制；病理变化及病理临床联系；并发症。

2．小叶性肺炎：概念；病因及发病机制；病理变化；病理临床联系；结局及并发症。

3．慢性阻塞性肺疾病：概念；慢性支气管炎和肺气肿的概念，病因及发病机制，病理变化，病理临床联系及结局。

4．肺慢性肺源性心脏病：概念；病因及发病机制；病理变化；病理临床联系及结局。

划重点·考点梳理

考点1　大叶性肺炎

1．概念

大叶性肺炎主要是由肺炎球菌引起的以肺泡内弥漫性纤维素渗出为主的急性炎症。

2．病因及发病机制

大叶性肺炎90%以上由肺炎球菌引起。当机体受寒、过度疲劳、醉酒、感冒、糖尿病、免疫功能低下等使呼吸道防御功能被削弱时，细菌侵入肺泡，引起变态反应，使肺泡壁毛细血管通透性增高，浆液及纤维素大量渗出，细菌在肺泡内迅速繁殖，并向邻近肺组织蔓延，波及一个肺段或整个肺大叶。

3．病理变化

（1）充血水肿期

发病后的第1～2天。肉眼观察：病变肺叶肿胀、暗红色。镜下观察：肺泡壁毛细血管扩张、充血，肺泡腔内有较多浆液性渗出物。

（2）红色肝样变期

发病后的第3～4天。肉眼观察：病变肺叶肿胀、暗红色，质地变实如肝。镜下观察：肺泡壁毛细血管扩张、充血，肺泡腔内有大量纤维素及红细胞，肺泡内几乎无气体。

（3）灰色肝样变期

发病后的第5～6天。肉眼观察：病变肺叶肿胀、灰白色，质实如肝。镜下观察：肺泡壁毛细血管受压缺血，肺泡腔内充满大量纤维素及中性粒细胞。

（4）溶解消散期

发病后1周左右。肉眼观察：肺实变消失，肺质地变软，逐渐恢复正常结构。镜下观察：纤维素等炎性渗出物逐渐溶解、吸收及咳出，肺泡重新充气。

4. 病理临床联系

① 寒战、高热：与毒血症有关。

② 外周血白细胞计数增高：细菌感染时机体防御机制的一种表现。

③ 咳嗽、咳铁锈色痰：咳铁锈色痰是大叶性肺炎的典型表现。

④ 发绀、呼吸困难：因渗出使肺泡通气和换气功能障碍引起动脉血氧分压降低所致。

⑤ 胸痛：病变波及胸膜可引起疼痛。

⑥ 肺实变体征：在发病后3～6天，常有肺泡呼吸音消失等明显肺实变体征，与此期肺泡内有大量纤维素渗出导致肺组织明显实变有关。

⑦ 胸部X线检查：发病第一天，X线影像无明显改变，或仅在病变区内有肺纹理增加，或局限于一个肺段密度较淡的片状模糊阴影。第三天后，胸部X线检查呈大片状均匀致密阴影。后期随着肺实变的逐渐消失，胸部X线检查见阴影密度逐渐降低、消失。

5. 并发症

大叶性肺炎常见的并发症有肺肉质变、肺脓肿、脓胸、败血症或脓毒败血症、感染性休克、胸膜粘连。

考点2　小叶性肺炎

1. 概念

小叶性肺炎是以肺小叶为单位的急性化脓性炎症。由于病灶多以细支气管为中心，并累及其周围所属肺泡，故又称支气管肺炎。

2. 病因及发病机制

小叶性肺炎常为多种细菌混合感染所致。常见的致病菌通常为口腔及上呼吸道内致病力较弱的常驻寄生菌。小叶性肺炎的发生，常常是机体免疫功能低下继发感染所致。

3. 病理变化

肉眼观察：两肺散在分布大小不等、形状不规则、暗红色或灰黄色实变病灶，一般直径在 1 cm 左右，两肺下叶及背侧多见。严重者病灶互相融合成片，甚至累及全叶，形成融合性小叶性肺炎。镜下观察：病灶以细支气管为中心，并累及其周围所属肺泡。病灶内的细支气管壁及其所属肺泡充血水肿，腔内充满大量以中性粒细胞为主的炎性渗出物。细支气管黏膜上皮及肺泡壁常有破坏。病灶周围肺组织呈不同程度的代偿性肺气肿和肺不张。

4. 病理临床联系

① 寒战、高热：由细菌、毒素等引起。

② 咳嗽、咳黏液脓痰：痰液为黏液脓性，与细支气管内化脓有关。

③ 肺实变体征：因实变病灶较小且分散，故无明显肺实变体征。

④ 湿性啰音：病变区支气管及肺泡腔内含有炎性渗出液，在吸气过程中，气体通过液体而产生一连串水泡破裂声。

⑤ 呼吸困难及发绀：因大量肺小叶内细支气管和肺泡腔内有许多脓性渗出物，严重影响肺通气、换气功能。

⑥ 胸部 X 线检查：两肺散在不规则小片状或斑点状模糊阴影，融合性小叶性肺炎时可呈片状。

5. 结局及并发症

小叶性肺炎经及时治疗多可痊愈。常见的并发症有呼吸衰竭、心力衰竭、脓毒败血症、肺脓肿、脓胸等。

考点 3 慢性阻塞性肺疾病

1. 慢性阻塞性肺疾病的概念

慢性阻塞性肺疾病（COPD）是由肺内小气道病变引起的，以慢性不可逆性气道阻塞、呼吸阻力增加、肺功能不全为共同特征的一组肺疾病的统称，主要包括慢性支气管炎、慢性阻塞性肺气肿、支气管哮喘和支气管扩张症等。

2. 慢性支气管炎

（1）概念

慢性支气管炎是指由致炎因子引起的累及气管、支气管黏膜及周围组织的慢性非特异性炎症。

（2）病因及发病机制

① 感染因素：凡能引起呼吸道感染的病毒和细菌均是引起慢性支气管炎发生、发展和复发的重要因素。② 理化因素：空气污染、吸烟等理化因素是主要的致炎因子。③ 过敏因素：喘息型慢性支气管炎患者往往有粉尘、烟草、花粉等过敏史。

（3）病理变化

① 呼吸道黏膜上皮变性、坏死脱落，再生的上皮杯状细胞增多，并发生鳞状上皮化生，黏液-纤毛排送系统受损。② 黏膜下腺体肥大、增生，浆液性上皮发生黏液腺化生，黏液分泌旺盛。③ 管壁充血、水肿，大量慢性炎症细胞浸润。④ 管壁平滑肌束断裂、萎缩，软骨变性、萎缩或骨化。

（4）病理临床联系

患者因杯状细胞和黏膜腺体增生、肥大引起黏液分泌增多，刺激支气管黏膜，而出现咳嗽、咳痰，痰液呈白色泡沫状，并发细菌感染时出现脓性黏痰。黏液阻塞支气管，常致喘息。气体通过狭窄的气管可出现哮鸣音。某些患者因黏膜及腺体萎缩，分泌物减少而无痰或干咳。

（5）结局及并发症

慢性支气管炎患者通过戒烟、防寒，及时控制感染、加强呼吸功能锻炼等可痊愈。若反复发作，最终可导致慢性阻塞性肺气肿、支气管扩张、支气管哮喘和慢性肺源性心脏病等并发症。

3. 肺气肿

（1）概念

肺气肿是指末梢肺组织（包括呼吸性细支气管、肺泡管、肺泡囊和肺泡）含气量增多的一种病理状态。

（2）病因及发病机制

肺气肿常继发于其他肺阻塞性疾病，以慢性支气管炎最常见。此外，吸烟、空气污染和尘肺等也是常见的原因。

发病机制：多种因素共同作用，使末梢肺组织的残气量增大，压力升高，最终形成肺气肿。

（3）病理变化

肉眼观察：病变部位肺体积明显增大，边缘钝圆，色灰白，质地柔软，弹性降低，表面可见肋骨压痕，切面呈明显的海绵状。镜下观察：肺泡高度扩张，肺泡间隔变窄、断裂，相邻的肺泡互相融合成大小不等的囊腔，肺泡壁毛细血管受压，数量减少，细、小支气管可见慢性炎症改变。

（4）病理临床联系及结局

患者因阻塞性通气障碍而出现呼吸困难、胸闷、气短、气促、发绀等缺氧症状，严重者形成特有体征性“桶状胸”。X 线检查显示肺野透光度增强。慢性阻塞性肺气肿可进一步发展成慢性肺源性心脏病、自发性气胸、呼吸衰竭等。

考点 4 慢性肺源性心脏病

1. 概念

慢性肺源性心脏病，简称肺心病，是指因慢性肺疾病、肺血管及胸廓病变引起的肺动脉压升高而导致的以右心室肥大和心室腔扩张为主要特征的心脏疾病。

2. 病因及发病机制

（1）慢性肺疾病

凡能引起弥漫性肺气肿及肺间质纤维化的肺疾病均可引起肺心病，以慢性支气管炎并发阻塞性肺气肿最常见。

（2）肺血管疾病

甚少见。如原发性肺动脉高压、反复发生的肺小动脉栓塞等。

（3）胸廓病变

较少见。如严重的脊柱弯曲、类风湿等使胸廓活动受限，不仅引起限制性通气功能障碍，还可导致肺血管扭曲、肺萎缩等，进一步使肺循环阻力加大而引起肺动脉高压。

3. 病理变化

（1）肺部病变

除肺部原有疾病外，主要病变是肺小动脉的改变，表现为无肌型细动脉肌化、肌型小动脉中膜增生肥厚、肺小动脉炎及小动脉血栓形成与机化、肺泡壁毛细血管床数量显著减少等。

（2）心脏病变

肉眼观察：① 主要表现为右心室壁肥厚和心室腔扩张的右心室病变，通常以肺动脉瓣下 2 cm 处右心室肌壁厚超过 5 mm 为诊断的病理标准。② 心脏体积增大，重量增加，心尖钝圆。③ 肺动脉圆锥显著膨隆，肥厚的右心室内乳头肌、肉柱增粗，室上嵴增厚。

镜下观察：① 右心室壁心肌细胞肥大，核增大深染。② 缺氧所致的心肌纤维萎缩，肌浆溶解，横纹消失。③ 间质水肿及胶原纤维增生等。

4. 病理临床联系及结局

肺心病发展缓慢，除了原有肺、胸廓疾病的症状和体征外，逐渐出现呼吸困难、气促、发绀等呼吸功能不全和心悸、心率增快、全身淤血、肝脾肿大、下肢浮肿等右心衰竭的表现。严重者由于缺氧和二氧化碳潴留、呼吸性酸中毒等致脑水肿而并发肺性脑病，表现为头痛、烦躁、抽搐、嗜睡，甚至昏迷等精神障碍和神经系统症状。此外，还可出现酸碱失衡、电解质紊乱及心律失常等。

学而思 · 依图自检

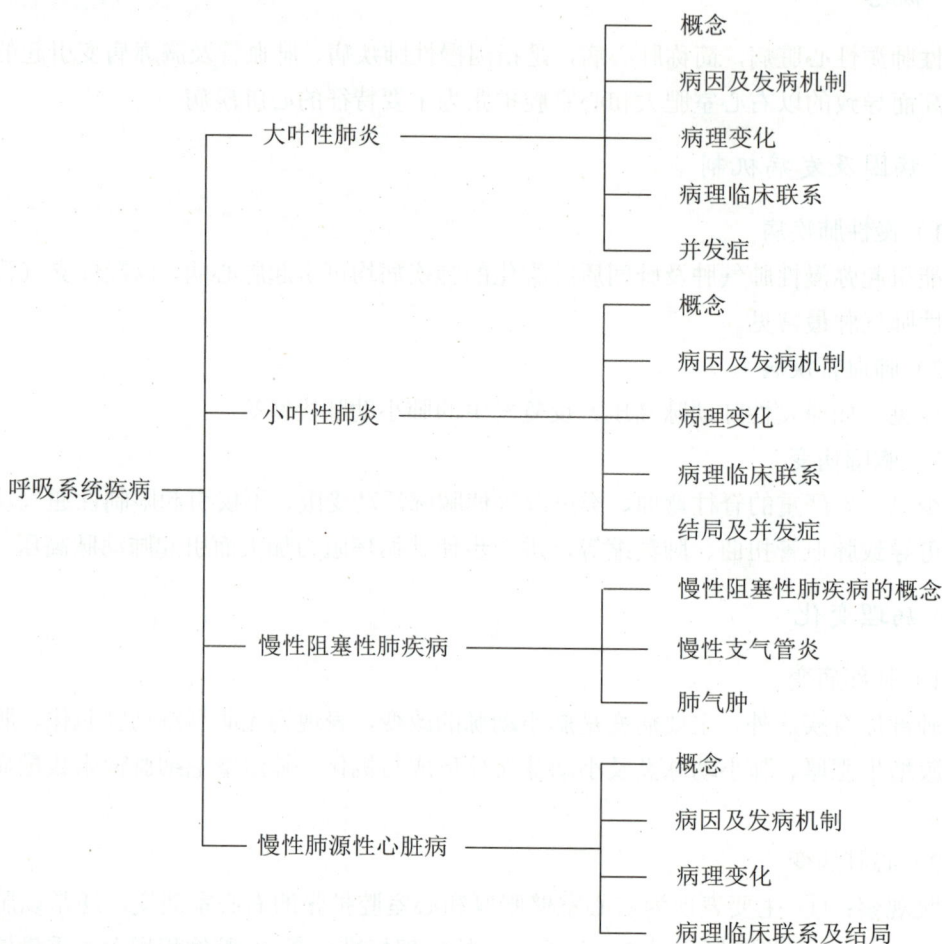

- 呼吸系统疾病
  - 大叶性肺炎
    - 概念
    - 病因及发病机制
    - 病理变化
    - 病理临床联系
    - 并发症
  - 小叶性肺炎
    - 概念
    - 病因及发病机制
    - 病理变化
    - 病理临床联系
    - 结局及并发症
  - 慢性阻塞性肺疾病
    - 慢性阻塞性肺疾病的概念
    - 慢性支气管炎
    - 肺气肿
  - 慢性肺源性心脏病
    - 概念
    - 病因及发病机制
    - 病理变化
    - 病理临床联系及结局

名师帮 · 例题详解

一、单项选择题

【例 1】大叶性肺炎的主要致病菌是（　　）。

A. 肺炎球菌　　　　B. 结核杆菌

C. 金黄色葡萄球菌　　D. 流感嗜血杆菌

【解析】本题考查大叶性肺炎的病因。大叶性肺炎90%以上由肺炎球菌引起。故正确答案为A。

【例2】大叶性肺炎的并发症不包括（　　）。

A. 肺脓肿　　B. 脓胸

C. 败血症　　D. 肺水肿

【解析】本题考查大叶性肺炎的并发症。大叶性肺炎常见的并发症有肺肉质变、肺脓肿、脓胸、败血症或脓毒败血症、感染性休克、胸膜粘连。此题为选非题，故正确答案为D。

【例3】肺气肿的病变部位主要在（　　）。

A. 肺泡　　B. 支气管

C. 末梢肺组织　　D. 管径<1 mm的支气管

【解析】本题考查肺气肿的相关知识。肺气肿是指末梢肺组织（包括呼吸性细支气管、肺泡管、肺泡囊和肺泡）含气量增多的一种病理状态。因此，肺气肿的病变部位主要在末梢肺组织。故正确答案为C。

【例4】下列关于慢性肺源性心脏病的说法，不正确的是（　　）。

A. 凡能引起弥漫性肺气肿的疾病都能引起慢性肺源性心脏病

B. 发生的关键环节是肺动脉压升高

C. 以右心室肥大和心室腔扩张为主要特征

D. 除肺部原有疾病外，主要病变是肺毛细血管的改变

【解析】本题考查慢性肺源性心脏病的相关知识。慢性肺源性心脏病，简称肺心病，是指因慢性肺疾病、肺血管及胸廓病变引起的肺动脉压升高而导致的以右心室肥大和心室腔扩张为主要特征的心脏疾病。凡能引起弥漫性肺气肿及肺间质纤维化的肺疾病，均可引起肺心病。除肺部原有疾病外，其主要病变是肺小动脉的改变。此题为选非题，故正确答案为D。

【例5】慢性阻塞性肺气肿进一步发展，不会出现（　　）。

A. 全心衰竭　　B. 慢性肺源性心脏病

C. 自发性气胸　　D. 呼吸衰竭

【解析】本题考查慢性阻塞性肺气肿的结局。慢性阻塞性肺气肿可进一步发展成慢性肺源性心脏病、自发性气胸、呼吸衰竭等。此题为选非题，故正确答案为A。

【例6】多种细菌混合感染可引起（　　）。

A. 大叶性肺炎　　B. 小叶性肺炎

C. 肺结核　　D. 慢性支气管炎

【解析】本题考查大叶性肺炎、小叶性肺炎、肺结核和慢性支气管炎的病因。大叶性肺炎主要由肺炎球菌引起，小叶性肺炎常为多种细菌混合感染所致，肺结核由感染结核杆

菌引起，慢性支气管炎由致炎因子（主要是空气污染、吸烟等理化因素）引起。故正确答案为 B。

二、多项选择题

【例 1】大叶性肺炎的病理变化分期包括（　　）。

A．充血水肿期　　B．红色肝样变期

C．灰色肝样变期　　D．溶解消散期

E．黄色肝样变期

【解析】本题考查大叶性肺炎的病理变化分期。大叶性肺炎主要是由肺炎球菌引起的以肺泡内弥漫性纤维素渗出为主的急性炎症。其病理变化分期主要包括充血水肿期、红色肝样变期、灰色肝样变期和溶解消散期。故正确答案为 ABCD。

【例 2】肺气肿的临床表现有（　　）。

A．呼吸困难　　B．胸闷

C．气短　　D．发绀

E．桶状胸

【解析】本题考查肺气肿的病理临床联系。肺气肿患者因阻塞性通气障碍而出现呼吸困难、胸闷、气短、气促、发绀等缺氧症状，严重者形成特有体征性“桶状胸”。故正确答案为 ABCDE。

【例 3】慢性肺源性心脏病的临床表现包括（　　）。

A．右心衰竭的表现　　B．电解质紊乱

C．精神障碍和神经系统症状　　D．心律失常

E．酸碱失衡

【解析】本题考查慢性肺源性心脏病的病理临床联系。慢性肺源性心脏病发展缓慢，除了原有肺、胸廓疾病的症状和体征外，逐渐出现呼吸困难、气促、发绀等呼吸功能不全和心悸、心率增快、全身淤血、肝脾肿大、下肢浮肿等右心衰竭的表现。严重者由于缺氧和二氧化碳潴留、呼吸性酸中毒等致脑水肿而并发肺性脑病，表现为头痛、烦躁、抽搐、嗜睡，甚至昏迷等精神障碍和神经系统症状。此外，还可出现酸碱失衡、电解质紊乱及心律失常等。故正确答案为 ABCDE。

三、判断题

【例 1】大叶性肺炎的病变部位主要在肺泡。（　　）

【解析】本题考查大叶性肺炎的病变部位。大叶性肺炎主要是由肺炎球菌引起的以肺泡内弥漫性纤维素渗出为主的急性炎症，由此可知其病变部位主要在肺泡。故此题说法正确。

【例 2】小叶性肺炎又称为支气管肺炎。 （ ）

【解析】本题考查小叶性肺炎的概念。小叶性肺炎是以肺小叶为单位的急性化脓性炎症。由于病灶多以细支气管为中心，并累及其周围所属肺泡，故又称支气管肺炎。故此题说法正确。

【例 3】空气污染、吸烟是慢性支气管炎的主要致炎因子。 （ ）

【解析】本题考查慢性支气管炎的病因。慢性支气管炎是指由致炎因子引起的累及气管、支气管黏膜及周围组织的慢性非特异性炎症。其病因包括感染因素、理化因素和过敏因素。其中，空气污染、吸烟等理化因素是主要的致炎因子。故此题说法正确。

【例 4】慢性肺源性心脏病以肺动脉瓣下 2 cm 处右心室肌壁厚超过 3 mm 为诊断的病理标准。 （ ）

【解析】本题考查慢性肺源性心脏病时心脏的病理变化特点。慢性肺源性心脏病的病理变化肉眼观：① 主要表现为右心室壁肥厚和心室腔扩张的右心室病变，通常以肺动脉瓣下 2 cm 处右心室肌壁厚超过 5 mm 为诊断的病理标准。② 心脏体积增大，重量增加，心尖钝圆。③ 肺动脉圆锥显著膨隆，肥厚的右心室内乳头肌、肉柱增粗，室上嵴增厚。故此题说法错误。

四、填空题

【例 1】__________是大叶性肺炎的典型表现。

【解析】本题考查大叶性肺炎的临床表现。大叶性肺炎的临床表现有寒战、高热，外周血白细胞计数增高，咳嗽、咳铁锈色痰，发绀、呼吸困难，胸痛，肺实变体征等。其中，咳铁锈色痰是其典型表现。故空处应填入：咳铁锈色痰。

【例 2】小叶性肺炎病灶以__________为中心，并累及周围所属__________。

【解析】本题考查小叶性肺炎的病变部位。小叶性肺炎是以肺小叶为单位的急性化脓性炎症。其病灶多以细支气管为中心，并累及其周围所属肺泡。故空处应依次填入：细支气管、肺泡。

五、名词解释

【例 1】慢性阻塞性肺疾病

【解析】本题考查慢性阻塞性肺疾病的概念。答案如下：

慢性阻塞性肺疾病是由肺内小气道病变引起的，以慢性不可逆性气道阻塞、呼吸阻力增加、肺功能不全为共同特征的一组肺疾病的统称。

【例 2】肺气肿

【解析】本题考查肺气肿的概念。答案如下：

肺气肿是指末梢肺组织（包括呼吸性细支气管、肺泡管、肺泡囊和肺泡）含气量增多的一种病理状态。

六、简答题

【例 1】简述大叶性肺炎的病理临床联系。

【解析】本题考查大叶性肺炎的病理临床联系。答案如下：

（1）寒战、高热：与毒血症有关。

（2）外周血白细胞计数增高：细菌感染时机体防御机制的一种表现。

（3）咳嗽、咳铁锈色痰：咳铁锈色痰是大叶性肺炎的典型表现。

（4）发绀、呼吸困难：因渗出使肺泡通气和换气功能障碍引起动脉血氧分压降低所致。

（5）胸痛：病变波及胸膜，可引起疼痛。

（6）肺实变体征：在发病后 3～6 天，常有肺泡呼吸音消失等明显肺实变体征，与此期肺泡内有大量纤维素渗出导致肺组织明显实变有关。

（7）胸部 X 线检查：发病第 1 天，X 线影像无明显改变，或仅在病变区内有肺纹理增加，或局限于一个肺段密度较淡的片状模糊阴影。第 3 天后，胸部 X 线检查呈大片状均匀致密阴影。后期随着肺实变的逐渐消失，胸部 X 线检查见阴影密度逐渐降低、消失。

【例 2】简述慢性支气管炎的病因及发病机制。

【解析】本题考查慢性支气管炎的病因及发病机制。答案如下：

（1）感染因素：凡能引起呼吸道感染的病毒和细菌均是引起慢性支气管炎发生、发展和复发的重要因素。

（2）理化因素：空气污染、吸烟等理化因素是主要的致炎因子。

（3）过敏因素：喘息型慢性支气管炎患者往往有粉尘、烟草、花粉等过敏史。

七、综合应用题

【例】患儿，男，4 岁，因咳嗽、咳痰、气急 6 天，加重 2 天入院。入院查体：体温 39 ℃，脉搏 165 次/分，呼吸 28 次/分。患儿呼吸急促，面色苍白，口唇发绀，鼻翼扇动，精神萎靡。双肺背侧下部闻及湿性啰音。心率 165 次/分，心音钝，心律齐。血常规检查：白细胞 24×10^9/L，杆状核粒细胞 0.05，中性粒细胞 0.78，淋巴细胞 0.17。X 线检查显示双肺下叶可见灶状阴影。入院后给予抗生素及对症治疗，但患儿病情逐渐加重，最终治疗无效死亡。

尸体解剖检查：双肺下叶背侧实变，切面见粟粒大散在灰黄色病灶。镜下见病变呈灶性分布，病灶中见细支气管管壁充血、中性粒细胞浸润，管腔中充满大量中性粒细胞及上皮细胞。病灶周围的肺泡中可见浆液和炎症细胞。

请问：

1．该患儿最可能的诊断是什么？请给出诊断依据。

2．根据患儿的病理变化解释其咳嗽、咳痰、气急和X线征象等表现。

【解析】本题考查小叶性肺炎、心力衰竭的相关知识。答案如下：

1．该患儿最可能的诊断是小叶性肺炎、心力衰竭。诊断依据：① 患儿发热，咳嗽、咳痰，呼吸急促；双肺背侧下部闻及湿性啰音；尸体解剖检查见双肺下叶背侧实变，切面见粟粒大散在灰黄色病灶；镜下见病变呈灶性分布，病灶中见细支气管管壁充血、中性粒细胞浸润，管腔中充满大量中性粒细胞及上皮细胞。以上内容提示为小叶性肺炎。② 患儿呼吸急促，口唇发绀，鼻翼扇动，心率快，心音钝，提示并发心力衰竭。

2．① 病灶中细支气管管壁充血、中性粒细胞浸润，管腔中充满大量中性粒细胞及上皮细胞，病灶周围的肺泡中可见浆液和炎症细胞。这些病理变化导致患儿咳嗽、咳痰、气急。② 双肺下叶背侧实变，切面见粟粒大散在灰黄色病灶，导致双肺下叶可见灶状阴影。

求突破·强化训练

一、单项选择题

1．大叶性肺炎的典型表现是（　　）。

A．寒战、高热　　B．胸痛　　C．呼吸困难　　D．咳铁锈色痰

2．下列选项中，不属于小叶性肺炎的并发症的是（　　）。

A．肺脓肿　　B．脓胸

C．脓毒败血症　　D．肺肉质变

3．慢性支气管炎的病变性质是（　　）。

A．慢性特异性炎症　　B．慢性非特异性炎症

C．化脓性炎症　　D．浆液性炎症

4．引起慢性肺源性心脏病最常见的疾病是（　　）。

A．支气管哮喘　　B．支气管扩张症

C．慢性支气管炎伴肺气肿　　D．肺结核

5．肺气肿的主要病理变化是（　　）。

A．肺泡腔内大量纤维蛋白渗出

B．肺血管栓塞

C．肺泡缩小，肺间隔变宽

D．肺泡扩张，间隔变窄或断裂，毛细血管床减少

二、多项选择题

1. 大叶性肺炎红色肝样变期的病理变化有（　　）。
   A. 病变肺叶肿胀，呈暗红色　　B. 病变肺叶质地变实如肝
   C. 肺泡壁毛细血管扩张、充血　　D. 肺泡内几乎无气体
   E. 肺泡腔内充满大量纤维素及中性粒细胞
2. 慢性阻塞性肺疾病包括（　　）。
   A. 慢性支气管炎　　B. 慢性阻塞性肺气肿
   C. 支气管哮喘　　D. 支气管扩张症
   E. 慢性肺源性心脏病
3. 下列关于慢性肺源性心脏病的说法，正确的是（　　）。
   A. 以肺动脉瓣下 2 cm 处右心室肌壁厚超过 5 mm 为诊断病理标准
   B. 心脏体积增大，重量增加
   C. 肺动脉圆锥显著膨隆
   D. 右心室内乳头肌、肉柱增粗
   E. 右心室壁心肌细胞肥大，细胞核增大深染

三、判断题

1. 大叶性肺炎发病后 1 周左右肺实变消失，肺逐渐恢复正常结构和功能。（　　）
2. 大叶性肺炎患者咳黏液脓痰。（　　）
3. 肺气肿患者发病初即出现桶状胸。（　　）
4. 慢性肺源性心脏病患者以慢性支气管炎并发阻塞性肺气肿患者多见。（　　）

四、填空题

1. 大叶性肺炎患者出现发绀和呼吸困难是因肺泡__________和__________功能障碍引起__________降低所致。

2. 慢性肺源性心脏病除肺部原有疾病外，主要病变是__________的改变。

五、名词解释

1. 大叶性肺炎　　2. 慢性支气管炎

六、简答题

1. 小叶性肺炎肉眼观的病理变化是什么？
2. 简述慢性肺源性心脏病的病因及发病机制。

七、综合应用题

患者，男，60 岁，因反复气促、咳痰 10 年，伴心悸、气促 3 年，下肢水肿 2 年，腹胀 3 个月入院。入院查体：体温 37.4 ℃，脉搏 100 次/分，呼吸 30 次/分，血压 110/80 mmHg。慢性病容，端坐呼吸，嗜睡，口唇及皮肤明显发绀，颈静脉怒张，吸气时胸骨及锁骨上窝明显凹陷，桶状胸，胸廓扩张度降低，叩诊呈过清音，双肺散在干、湿性啰音。心率 100 次/分，心律齐，心浊音界缩小。腹膨隆，液波震颤（+），肝在肋下 7.5 cm，较硬。双下肢凹陷性水肿。实验室检查：白细胞 6.7×10^9/L，中性粒细胞 0.89，淋巴细胞 0.11。入院后，患者突然抽搐，极度烦躁不安，继之神志不清，心率增至 156 次/分，经抢救无效死亡。

尸体解剖检查：双肺体积增大，极度充气膨胀，切面见双肺散在灶性实变，呈灰白色，部分成灰白与暗红相间，且以双肺下叶为甚。镜下见双肺末梢肺组织过度充气、扩张，肺泡壁变薄，部分断裂。灶性实变区可见肺泡内及细支气管腔内有浆液、中性粒细胞填充。部分上皮细胞坏死、脱落，支气管黏膜上皮内杯状细胞增多且部分出现鳞状上皮化生。个别管腔内可见黏液性渗出物形成的栓子，管壁黏液腺增多并肥大，管壁软骨灶性钙化及纤维化，纤维组织增生，淋巴细胞和少量中性粒细胞浸润。肺细小动脉中膜增厚，无肌型肺动脉肌化。右心室壁厚 1 cm，右心腔明显扩张，肉柱及乳头肌增粗，肺动脉圆锥膨隆。肝体积增大、淤血，呈心源性肝硬化。其他脏器有变性、淤血。

请问：

1. 死者生前患有哪些疾病？
2. 死者的死亡原因是什么？
3. 死者的疾病是如何发生发展的？

第八章　消化系统疾病

学必知·考纲要求

1. 消化性溃疡：概念；病因及发病机制；病理变化；病理临床联系；结局及并发症。

2. 病毒性肝炎：概念；病因、发病机制及传染途径；基本病理变化；临床病理类型。

3. 门脉性肝硬化：概念；病因及发病机制；病理变化；病理临床联系。

划重点·考点梳理

考点1　消化性溃疡

1. 概念

消化性溃疡是指以胃或十二指肠黏膜形成慢性溃疡为主要特征的一种常见病。

2. 病因及发病机制

（1）胃液的消化作用

胃酸、胃蛋白酶对胃肠壁的自我消化是形成溃疡的重要原因。

（2）黏膜防御屏障破坏

幽门螺杆菌感染、长期服用水杨酸类药物、吸烟、胆汁反流等可破坏黏膜防御屏障而导致溃疡病的发生。

（3）神经内分泌功能失调

十二指肠溃疡患者胃酸分泌增多的原因是迷走神经过度兴奋直接刺激胃腺分泌。胃溃疡时，迷走神经兴奋性反而降低，致使蠕动减弱，造成胃内食物淤积，使促胃液素分泌亢进，胃液分泌量增加，促使胃溃疡形成。

（4）其他因素

本病发生可能与遗传因素有关；长期使用肾上腺皮质激素可使溃疡病加重。

3. 病理变化

（1）肉眼观察

① 胃溃疡多位于胃小弯近幽门处，尤以胃窦部多见；十二指肠溃疡多发生在十二指肠球部的前壁或后壁。② 溃疡通常只有一个，呈圆形或椭圆形，胃溃疡直径多在 2 cm 以内，十二指肠溃疡直径多在 1 cm 以内。③ 溃疡边缘整齐，底部较为平坦。④ 胃溃疡可穿越黏膜下层，深达肌层甚至浆膜层；十二指肠溃疡较浅。⑤ 溃疡边缘黏膜皱襞呈放射状。

（2）镜下观察

溃疡底部自内向外由四层构成：① 渗出层，由少量炎性渗出物覆盖，有炎症细胞、纤维蛋白等。② 坏死层，为红染无结构的坏死组织。③ 新鲜的肉芽组织层，主要有新生的毛细血管和成纤维细胞。④ 瘢痕层，肉芽组织逐渐过渡为纤维瘢痕组织。

4. 病理临床联系

（1）周期性上腹部疼痛

慢性消化性溃疡可呈周期性、规律性上腹部疼痛。一般来说，胃溃疡表现为餐后 1～2 小时疼痛最明显的“饱痛”；十二指肠溃疡表现为“饿痛”，进食后有所缓解。

（2）反酸、呕吐

由于胃酸刺激，幽门括约肌痉挛及胃的逆蠕动，酸性胃内容物反流，出现反酸及呕吐。

（3）嗳气

由于消化不良，使胃内容物排空困难而发酵，引起上腹部饱胀及嗳气。

（4）X 线及胃镜检查

X 线钡剂造影可见龛影。

5. 结局及并发症

（1）愈合

如果溃疡不再发生，通过肉芽组织增生形成瘢痕组织修复，周围黏膜上皮再生，覆盖溃疡面而愈合。

（2）并发症

消化性溃疡的常见并发症有出血、穿孔、幽门狭窄和癌变。其中，出血最常见，十二指肠溃疡几乎不发生癌变。

考点2　病毒性肝炎

1. 概念

病毒性肝炎是指由肝炎病毒引起的，以肝细胞变性、坏死为主要病变的常见传染病。

2. 病因、发病机制及传染途径

目前已证实引起病毒性肝炎的肝炎病毒有甲型、乙型、丙型、丁型、戊型、庚型六种，主要通过消化道、血液和密切接触等途径传播。

肝炎的发病机制较为复杂，目前认为主要是免疫性损伤。感染的病毒数量与毒力强弱不同，特别是机体的免疫反应的强弱不同，引起肝细胞的损伤程度也不同，从而表现为不同的临床病理类型。

3. 基本病理变化

（1）肝细胞变性

① 细胞水肿：最常见的一种变性。镜下可见肝细胞体积增大，胞质疏松呈网状，半透明，称为胞质疏松化。进一步发展，肝细胞体积更大，肿胀呈球形，胞质近乎透明，称为气球样变。② 嗜酸性变：常累及单个或几个肝细胞，散发于小叶内。镜下可见肝细胞体积变小，胞质强嗜酸性染色，呈均匀致密的深红色，称肝细胞嗜酸性变。

（2）肝细胞坏死

1）嗜酸性坏死：由肝细胞的嗜酸性变发展而来，为单个肝细胞的死亡，属细胞凋亡。镜下可见肝细胞核浓缩、消失，胞质浓缩，逐渐成为均匀浓染的深红色圆形小体，称为嗜酸性小体。

2）溶解性坏死：由严重的肝细胞水肿发展而来。镜下可见核溶解、消失，胞膜溶解。按坏死范围和程度不同可分为以下四种类型。

① 点状或小灶状坏死：肝小叶内单个或数个肝细胞的坏死，常见于急性普通型肝炎。② 碎片状坏死：肝小叶周边界板上肝细胞的灶状坏死和崩解，有界板破坏，常见于慢性肝炎。③ 桥接坏死：肝小叶中央静脉与汇管区之间，或两个汇管区之间，或两个中央静脉之间出现相互连接的肝细胞坏死带，常见于中度与重度慢性肝炎。④ 大片坏死：指几乎累及整个肝小叶的大范围的肝细胞坏死，常见于重型肝炎。

（3）炎症细胞浸润

肝小叶内或汇管区有不同程度的炎症细胞浸润，主要是淋巴细胞、单核细胞及少量中性粒细胞和浆细胞。

（4）肝细胞再生及间质反应性增生

① 肝细胞再生：肝细胞坏死后，周围健康的肝细胞通过分裂增生来修复。再生的肝

细胞体积较大，核大深染，胞质略嗜碱性，有时可见双核。② 间质反应性增生：包括库普弗细胞、间叶细胞、成纤维细胞的增生和小胆管增生。大量的纤维组织增生，在肝小叶内形成纤维间隔，破坏肝小叶结构，导致肝硬化。

4. 临床病理类型

（1）急性普通型肝炎（最常见）

病理变化：肉眼观察，肝脏体积增大，质软，表面光滑。镜下观察，肝细胞广泛变性，以胞质疏松化和气球样变为主；坏死轻微，可见点状坏死和嗜酸性小体；肝小叶内与汇管区常有轻度炎症细胞浸润。黄疸型者，可见毛细胆管内有淤胆。

病理临床联系：肝体积增大，肝区疼痛。肝细胞坏死引起血清谷丙转氨酶升高，肝功能异常，严重者出现黄疸。

结局：本型肝炎中甲型肝炎预后最好，5%～7%乙型肝炎患者转为慢性肝炎，约 70%丙型肝炎患者可转为慢性肝炎。

（2）慢性普通型肝炎

根据病变程度将慢性肝炎分为轻度、中度和重度三类。① 轻度慢性肝炎：肝细胞呈点状坏死，偶见轻度碎片状坏死，汇管区慢性炎症细胞浸润，周围有少量纤维组织增生。肝小叶界板无破坏，小叶结构清楚。② 中度慢性肝炎：肝细胞变性、坏死明显，中度碎片状坏死，出现特征性的桥接坏死。小叶内有纤维间隔形成，肝小叶结构基本完好。③ 重度慢性肝炎：肝细胞出现重度的碎片状坏死与大范围的桥接坏死。坏死区出现肝细胞不规则的结节状再生，增生的纤维间隔分割肝小叶结构，逐渐形成假小叶。

（3）急性重型肝炎

病理变化：肉眼观察，肝体积明显缩小，包膜皱缩，质地柔软，切面呈土黄色或红褐色。镜下观察，肝细胞出现弥漫性大片坏死，仅在小叶周边见到少数残留变性的肝细胞；肝窦扩张、出血、充血，库普弗细胞增生；坏死区和汇管区大量炎症细胞浸润；残存肝细胞再生现象不明显。

病理临床联系及结局：大量肝细胞坏死引起患者出现黄疸、出血倾向和肝性脑病，严重者还可诱发肾衰竭。该型肝炎预后极差，多数患者短期死于肝功能衰竭、消化道大出血、肝肾综合征及 DIC 等疾病。

（4）亚急性重型肝炎

病理变化：肉眼观察，肝体积缩小，重量减轻，被膜皱缩，部分呈大小不等结节状，质地略硬。镜下观察，肝细胞既有大片坏死，又有肝细胞结节状再生。坏死区纤维组织明显增生。肝小叶内外明显有淋巴细胞和单核细胞浸润。

病理临床联系及结局：本型肝炎治疗及时，病情可停止发展，有治愈可能。多数逐渐发展为坏死后肝硬化。

考点 3 门脉性肝硬化

1. 概念

肝硬化是指在各种病因作用下，肝细胞变性、坏死，继而出现纤维组织增生和肝细胞结节状再生，三者反复交错进行，使肝小叶和肝血液循环结构逐渐被破坏和改建，最终导致肝脏变形、质地变硬的一种慢性肝病。肝硬化类型复杂，其中最常见的是门脉性肝硬化。

2. 病因及发病机制

（1）病毒性肝炎

病毒性肝炎是我国门脉性肝硬化最常见的病因，尤其是乙型和丙型病毒性肝炎。

（2）慢性酒精中毒

长期大量酗酒是引起肝硬化的一个重要原因。

（3）毒物中毒

有些化学毒物对肝脏有损害作用，长期接触可引起肝硬化，如四氯化碳、黄磷等。

（4）营养缺乏

食物中长期缺乏甲硫氨酸或胆碱类物质时，肝脏合成磷脂障碍而导致脂肪肝，并发展为肝硬化。

3. 病理变化

肉眼观察：早期，肝脏的体积正常或稍大。后期，肝体积缩小，重量减轻，硬度增加，包膜明显增厚，表面呈结节状，结节大小较一致。切面见结节呈黄色或黄绿色，周围有增生的纤维组织间隔包绕，界限清楚。

镜下观察：① 正常肝小叶被假小叶取代。假小叶内肝细胞索排列紊乱，有变性、坏死和再生的肝细胞，再生的肝细胞体积增大，核大，染色深，可见双核细胞；小叶内中央静脉缺如、偏位或多个。② 包绕假小叶的纤维间隔宽窄比较一致，内有淋巴细胞、浆细胞浸润，可见小胆管增生。

4. 病理临床联系

（1）门脉高压症

门脉高压症的主要临床表现有以下几个方面：

1）脾大：门静脉压力升高后，脾静脉回流受阻，脾脏因长期慢性淤血而肿大。

2）腹水：多发生于肝硬化晚期。

形成机制：① 门静脉压力升高使毛细血管压力升高，管壁通透性增大。② 肝细胞受损后，合成白蛋白减少，使血浆胶体渗透压降低。③ 肝脏灭活激素的能力降低，使血中醛固酮和抗利尿激素水平升高，造成水钠潴留，有利于腹水形成。

3）侧支循环形成：门静脉压力升高后，部分门静脉血通过门静脉和腔静脉间的吻合支干经肝脏直接回流到体静脉。门静脉和腔静脉间的吻合支扩张形成侧支循环。主要临床表现和并发症有食管下段静脉丛和胃冠状静脉曲张、腹壁及脐周静脉网曲张、直肠静脉丛曲张。

4）胃肠道淤血：胃肠静脉回流受阻，黏膜淤血、水肿，可引起消化功能障碍，临床出现食欲缺乏、腹胀、腹泻、消化不良等症状。

（2）肝功能不全

肝功能不全的主要表现：① 蛋白质合成障碍。肝脏合成白蛋白的能力降低，血浆中白蛋白减少，白蛋白和球蛋白的比例减小或倒置。② 对激素灭活作用减弱。肝脏对雌激素的灭活功能降低，可出现男性乳腺发育、女性月经不调、蜘蛛痣、肝掌等。③ 出血倾向。由于肝脏合成凝血酶原、纤维蛋白原等凝血因子障碍，以及脾大伴脾功能亢进，血小板数量减少等，引起牙龈出血、皮下瘀斑、鼻出血等。④ 黄疸。主要与肝脏胆色素代谢障碍和肝内胆管阻塞有关。⑤ 肝性脑病。这是肝功能不全的严重后果，出现在肝硬化晚期，也是肝硬化患者常见的死亡原因之一。

学而思 · 依图自检

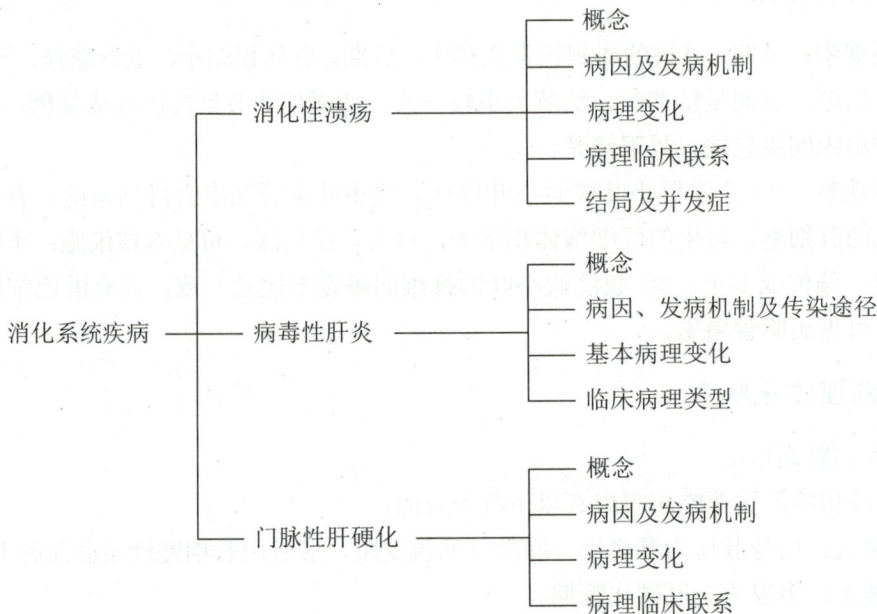

- 消化系统疾病
  - 消化性溃疡
    - 概念
    - 病因及发病机制
    - 病理变化
    - 病理临床联系
    - 结局及并发症
  - 病毒性肝炎
    - 概念
    - 病因、发病机制及传染途径
    - 基本病理变化
    - 临床病理类型
  - 门脉性肝硬化
    - 概念
    - 病因及发病机制
    - 病理变化
    - 病理临床联系

名师帮·例题详解

一、单项选择题

【例 1】消化性溃疡发病的主要原因是（ ）。

A．胃液的消化作用　　B．黏膜防御屏障破坏

C．神经内分泌功能失调　　D．遗传因素

【解析】本题考查消化性溃疡的病因。消化性溃疡的病因包括胃液的消化作用，黏膜防御屏障破坏、神经内分泌功能失调等。其中，胃酸、胃蛋白酶对胃肠壁的自我消化（即胃液的消化作用）是形成溃疡的重要原因。故正确答案为 A。

【例 2】慢性消化性溃疡的疼痛特点是（ ）。

A．阵发性上腹部疼痛　　B．周期性、规律性上腹部疼痛

C．阵发性上腹部绞痛　　D．无规律、不定期上腹部疼痛

【解析】本题考查慢性消化性溃疡的疼痛特点。慢性消化性溃疡可呈周期性、规律性上腹部疼痛。胃溃疡表现为餐后 1～2 小时疼痛最明显的“饱痛”；十二指肠溃疡表现为“饿痛”，进食后有所缓解。故正确答案为 B。

【例 3】病毒性肝炎的主要病变是（ ）。

A．肝细胞水肿　　B．肝细胞变性、坏死

C．肝细胞萎缩　　D．肝细胞化生

【解析】本题考查病毒性肝炎的概念。病毒性肝炎是指由肝炎病毒引起的，以肝细胞变性、坏死为主要病变的常见传染病。故正确答案为 B。

【例 4】预后最好的急性普通型肝炎是（ ）。

A．甲型肝炎　　B．乙型肝炎

C．丙型肝炎　　D．丁型肝炎

【解析】本题考查急性普通型肝炎的预后。急性普通型肝炎中，甲型肝炎预后最好，5%～7%乙型肝炎患者转为慢性肝炎，约 70%丙型肝炎患者可转为慢性肝炎。故正确答案为 A。

【例 5】肝功能不全的严重后果是（ ）。

A．出血　　B．侧支循环形成

C．肝性脑病　　D．腹水

【解析】本题考查门脉性肝硬化的临床表现。门脉性肝硬化的主要临床表现有门脉高压症和肝功能不全。其中，肝功能不全的主要表现有蛋白质合成障碍、对激素灭活作用减

弱、出血倾向、黄疸和肝性脑病。肝性脑病是肝功能不全的严重后果，也是肝硬化患者常见的死亡原因之一。故正确答案为C。

【例6】肝硬化形成过程中的基本病理变化是（　　）。

A．肝细胞变性、坏死，纤维组织增生，肝细胞结节状再生

B．肝细胞变性、坏死，纤维组织增生

C．肝细胞变性、纤维组织增生

D．肝细胞再生、纤维组织增生

【解析】本题考查肝硬化的概念。肝硬化是指在各种病因作用下，肝细胞变性、坏死，继而出现纤维组织增生和肝细胞结节状再生，三者反复交错进行，使肝小叶和肝血液循环结构逐渐被破坏和改建，最终导致肝脏变形、质地变硬的一种慢性肝病。由此可知，肝硬化形成过程中出现的基本病理变化有肝细胞变性、坏死，纤维组织增生，肝细胞结节状再生。故正确答案为A。

【例7】下列关于假小叶的说法，不正确的是（　　）。

A．肝细胞索排列紊乱

B．含有变性、坏死和再生的肝细胞

C．再生的肝细胞体积变小

D．小叶内中央静脉缺如、偏位或多个

【解析】本题考查假小叶的相关知识。假小叶内肝细胞索排列紊乱，有变性、坏死和再生的肝细胞，再生的肝细胞体积增大，核大，染色深，可见双核细胞；小叶内中央静脉缺如、偏位或多个。此题为选非题，故正确答案为C。

二、多项选择题

【例1】下列选项中，能破坏胃黏膜防御屏障而导致溃疡发生的原因有（　　）。

A．幽门螺杆菌感染　　B．胆汁反流

C．长期服用水杨酸类药物　　D．长期使用肾上腺皮质激素

E．吸烟

【解析】本题考查消化性溃疡的病因及发病机制。消化性溃疡的病因有胃液的消化作用、黏膜防御屏障破坏、神经内分泌功能障碍和其他因素（遗传因素、长期使用肾上腺皮质激素）。幽门螺杆菌感染、长期服用水杨酸类药物、吸烟、胆汁反流等因素可破坏黏膜防御屏障而导致溃疡病的发生。故正确答案为ABCE。

【例2】消化性溃疡的并发症的有（　　）。

A．出血　　B．穿孔

C．幽门狭窄　　D．癌变

E．肝性脑病

【解析】本题考查消化性溃疡的并发症。消化性溃疡的常见并发症有出血、穿孔、幽门狭窄和癌变。故正确答案为 ABCD。

【例 3】急性重型肝炎患者多数死于（　　）。

A. 肝功能衰竭　　B. 消化道大出血

C. 肝肾综合征　　D. DIC

E. 肝硬化

【解析】本题考查急性重型肝炎的结局。急性重型肝炎预后极差，多数患者短期死于肝功能衰竭、消化道大出血、肝肾综合征及 DIC 等疾病。故正确答案为 ABCD。

【例 4】肝功能不全患者蛋白质合成障碍表现为（　　）。

A. 血浆白蛋白减少　　B. 白蛋白和球蛋白比例减小

C. 血浆白蛋白增加　　D. 白蛋白和球蛋白比例增大

E. 白蛋白和球蛋白比例倒置

【解析】本题考查肝功能不全的表现。肝功能不全的主要表现有蛋白质合成障碍、对激素灭活作用减弱、出血倾向、黄疸和肝性脑病。其中，蛋白质合成障碍表现为肝脏合成白蛋白的能力降低，血浆中白蛋白减少，白蛋白和球蛋白的比例减小或倒置。故正确答案为 ABE。

三、判断题

【例 1】胃溃疡多发生在胃小弯近贲门处。（　　）

【解析】本题考查胃溃疡的发生部位。胃溃疡多位于胃小弯近幽门处，尤以胃窦部多见。故此题说法错误。

【例 2】由于机体免疫反应强弱不同，引起肝细胞的损伤程度也不同，因此肝炎表现出不同的病理类型。（　　）

【解析】本题考查病毒性肝炎的发病机制。肝炎的发病机制较为复杂，目前认为主要是免疫性损伤。感染的病毒数量与毒力强弱不同，特别是机体的免疫反应的强弱不同，引起肝细胞的损伤程度也不同，从而表现为不同的临床病理类型。故此题说法正确。

【例 3】肝硬化表现为肝小叶和肝血液循环结构被破坏和改建。（　　）

【解析】本题考查肝硬化的概念。肝硬化是指在各种病因作用下，肝细胞变性、坏死，继而出现纤维组织增生和肝细胞结节状再生，三者反复交错进行，使肝小叶和肝血液循环结构逐渐被破坏和改建，最终导致肝脏变形、质地变硬的一种慢性肝病。故此题说法正确。

【例 4】黄疸的发生与肝脏胆色素代谢障碍和肝内胆管阻塞有关。（　　）

【解析】本题考查门脉性肝硬化的病理临床联系。门脉性肝硬化的主要临床表现有门脉高压症和肝功能不全。其中，肝功能不全的主要表现有蛋白质合成障碍、对激素灭活作用减弱、出血倾向、黄疸和肝性脑病，黄疸的发生主要与肝脏胆色素代谢障碍和肝内胆管阻塞有关。故此题说法正确。

四、填空题

【例 1】消化性溃疡底部自内向外由＿＿＿＿＿、＿＿＿＿＿、＿＿＿＿＿和＿＿＿＿＿四层构成。

【解析】本题考查消化性溃疡的病理变化。镜下观察，消化性溃疡底部自内向外由四层构成：① 渗出层，由少量炎性渗出物覆盖，有炎症细胞、纤维蛋白等。② 坏死层，为红染无结构的坏死组织。③ 新鲜的肉芽组织层，主要有新生的毛细血管和成纤维细胞。④ 瘢痕层，肉芽组织逐渐过渡为纤维瘢痕组织。故空处应依次填入：渗出层、坏死层、新鲜的肉芽组织层、瘢痕层。

【例 2】＿＿＿＿＿是引起病毒性肝炎的主要病因，目前共有＿＿＿＿＿种。

【解析】本题考查病毒性肝炎的病因。病毒性肝炎由肝炎病毒引起，目前已证实引起病毒性肝炎的肝炎病毒有甲型、乙型、丙型、丁型、戊型、庚型六种。故空处应依次填入：肝炎病毒、六。

五、名词解释

【例 1】病毒性肝炎

【解析】本题考查病毒性肝炎的概念。答案如下：

病毒性肝炎是指由肝炎病毒引起的，以肝细胞变性、坏死为主要病变的常见传染病。

【例 2】肝硬化

【解析】本题考查肝硬化的概念。答案如下：

肝硬化是指在各种病因作用下，肝细胞变性、坏死，继而出现纤维组织增生和肝细胞结节状再生，三者反复交错进行，使肝小叶和肝血液循环结构逐渐被破坏和改建，最终导致肝脏变形、质地变硬的一种慢性肝病。

六、简答题

【例 1】简述消化性溃疡肉眼观的病理变化特点。

【解析】本题考查消化性溃疡肉眼观的病理变化特点。答案如下：

① 胃溃疡多位于胃小弯近幽门处，尤以胃窦部多见；十二指肠溃疡多发生在十二指肠球部的前壁或后壁。② 溃疡通常只有一个，呈圆形或椭圆形，胃溃疡直径多在 2 cm 以内，十二指肠溃疡直径多在 1 cm 以内。③ 溃疡边缘整齐，底部较为平坦。④ 胃溃疡可穿越黏膜下层，深达肌层甚至浆膜层；十二指肠溃疡较浅。⑤ 溃疡边缘黏膜皱襞呈放射状。

【例2】简述慢性普通型肝炎的分类及其病理变化特点。

【解析】本题考查普通型肝炎的分类及其病理变化特点。答案如下：

慢性普通型肝炎分为轻度、中度和重度三类。① 轻度慢性肝炎：肝细胞呈点状坏死，偶见轻度碎片状坏死，汇管区慢性炎症细胞浸润，周围有少量纤维组织增生。肝小叶界板无破坏，小叶结构清楚。② 中度慢性肝炎：肝细胞变性、坏死明显，中度碎片状坏死，出现特征性的桥接坏死。小叶内有纤维间隔形成，肝小叶结构基本完好。③ 重度慢性肝炎：肝细胞出现重度的碎片状坏死与大范围的桥接坏死。坏死区出现肝细胞不规则的结节状再生，增生的纤维间隔分割肝小叶结构，逐渐形成假小叶。

七、综合应用题

【例】患者，男，35岁，因上腹部疼痛1年、加重3天入院。1年前，患者开始出现间断性的上腹部疼痛，呈钝痛，空腹时加重，进食后可缓解，无夜间痛，同时伴有反酸、嗳气、胃烧灼感，未进行治疗。3天前，患者于饮酒后腹痛加重，呈绞痛，向后背部放射，伴有恶心，无呕吐，行胃镜检查示十二指肠球部溃疡，为求进一步诊治而入院。患者无糖尿病、高血压病史及家族史，无肝炎、结核病史，无药物过敏史。

入院查体：体温36.8 ℃，脉搏84次/分，呼吸16次/分，血压120/80 mmHg。神志清楚，皮肤、黏膜未见异常，浅表淋巴结未触及肿大。双肺呼吸音清晰，未闻及干、湿性啰音。心率84次/分，心律齐，心脏各瓣膜听诊区未闻及病理性杂音。腹平软，上腹部压痛，无反跳痛及肌紧张，墨菲征阴性，肝肋下未触及。双下肢无水肿。

胃镜检查：食管黏膜光滑；胃窦、胃体黏膜光滑，色泽红白相间，以红为主；十二指肠球部前壁可见1.0 cm×1.2 cm大小的溃疡，底覆厚白苔，周边充血、水肿明显。

请问：

1. 该患者的诊断是什么？请给出诊断依据。
2. 该病的病因及发病机制是什么？
3. 该病常见的并发症有哪些？

【解析】本题考查消化性溃疡的相关知识。答案如下：

1. 该患者的诊断是十二指肠溃疡。诊断依据：① 慢性病程反复发作，发作呈周期性，以上腹部疼痛为主要症状，进食后可缓解。② 上腹部有压痛。③ 胃镜检查示十二指肠球部溃疡。

2.（1）胃液的消化作用：胃酸、胃蛋白酶对胃肠壁的自我消化是形成溃疡的重要原因。

（2）黏膜防御屏障破坏：幽门螺杆菌感染、长期服用水杨酸类药物、吸烟、胆汁反流等可破坏黏膜防御屏障而导致溃疡病的发生。

（3）神经内分泌功能失调：十二指肠溃疡患者胃酸分泌增多的原因是迷走神经过度兴奋直接刺激胃腺分泌。

（4）其他因素：本病发生可能与遗传因素有关；长期使用肾上腺皮质激素可使溃疡病加重。

3. 该病常见的并发症有出血、穿孔和幽门狭窄。

求突破·强化训练

一、单项选择题

1. 下列关于消化性溃疡病理变化的说法，不正确的是（　　）。
A. 溃疡一般呈椭圆形或圆形　　B. 溃疡通常会有数个
C. 溃疡边缘整齐　　D. 溃疡边缘黏膜皱襞呈放射状

2. 十二指肠溃疡不会发生（　　）。
A. 出血　　B. 穿孔
C. 癌变　　D. 幽门狭窄

3. 下列关于急性普通型肝炎病理变化的说法，不正确的是（　　）。
A. 肝脏体积增大，表面光滑
B. 肝细胞变性以胞质疏松化和气球样变为主
C. 肝细胞出现点状坏死和嗜酸性小体
D. 肝细胞周围有纤维组织增生

4. 十二指肠溃疡好发于（　　）。
A. 十二指肠升部　　B. 十二指肠降部
C. 十二指肠球部前、后壁　　D. 十二指肠水平部

5. 下列关于各型肝炎肝细胞坏死的说法，不正确的是（　　）。
A. 急性普通型肝炎——点状坏死　　B. 急性重型肝炎——弥漫性大片坏死
C. 重度慢性肝炎——桥接坏死　　D. 亚急性重型肝炎——碎片状坏死

6. 蜘蛛痣的形成是由于（　　）。
A. 肝脏对雄激素的灭活功能降低
B. 肝脏对雌激素的灭活功能降低
C. 肝脏合成凝血酶原障碍
D. 肝脏合成纤维蛋白原障碍

7. 肝硬化腹水的形成机制不包括（　　）。
A. 毛细血管压力升高　　B. 血浆胶体渗透压升高
C. 血中醛固酮水平升高　　D. 毛细血管壁通透性增大

二、多项选择题

1. 消化性溃疡的病因有（　　）。
   A. 胃酸、胃蛋白酶的自我消化　　B. 幽门螺杆菌感染
   C. 长期服用水杨酸类药物　　D. 吸烟
   E. 长期使用肾上腺皮质激素
2. 病毒性肝炎肝细胞坏死的类型有（　　）。
   A. 嗜酸性坏死　　B. 点状坏死
   C. 碎片状坏死　　D. 桥接坏死
   E. 大片坏死
3. 门脉性肝硬化的病因包括（　　）。
   A. 病毒性肝炎　　B. 慢性酒精中毒
   C. 毒物中毒　　D. 营养缺乏
   E. 吸烟
4. 病毒性肝炎肝小叶或汇管区内浸润的炎症细胞有（　　）。
   A. 淋巴细胞　　B. 单核细胞
   C. 中性粒细胞　　D. 浆细胞
   E. 嗜酸性粒细胞

三、判断题

1. 消化性溃疡是以胃黏膜形成慢性溃疡为主要特征的一种常见病。（　　）
2. 中度慢性肝炎出现肝细胞桥接坏死。（　　）
3. 急性重型肝炎的预后极差，多数患者短期死于肝性脑病。（　　）
4. 门脉性肝硬化患者可出现消化功能障碍的表现。（　　）

四、填空题

1. 消化性溃疡 X 线钡餐造影可见__________。
2. 病毒性肝炎间质反应性增生包括__________、__________和__________的增生和小胆管增生。

五、名词解释

1．消化性溃疡　　2．桥接坏死

六、简答题

1．简述消化性溃疡的病理临床关系。
2．简述门脉性肝硬化的主要临床表现。

七、综合应用题

患者，男，25岁，因反复厌油腻、食欲缺乏、乏力4年，加重伴黄疸5天入院。入院查体：发育正常，营养中等，皮肤和巩膜重度黄染，面部、胸前皮肤可见数个蜘蛛痣。心、肺无明显异常。中等量腹水征。肝肋下扪及、剑突下1 cm、质硬。脾肋下刚扪及。肝功能检查：血清总胆红素650 μmol/L，白蛋白27.0 g/L，球蛋白30.6 g/L，谷丙转氨酶60 U，乙肝表面抗原阳性。入院后经各种治疗无好转，随后进入昏迷状态，呕吐咖啡色液体，经抢救无效死亡。

尸体解剖检查：全身皮肤、巩膜及各脏器均重度黄染。腹水1 800 mL，两侧胸腔积液900 mL，均为黄色清亮液体。肝重 1 250 g，质硬，表面及切面灰绿色，满布较均匀一致的直径约0.3 cm大小的结节。镜下见正常肝小叶结构破坏，代之以纤维结缔组织包围的肝细胞团，肝细胞团呈半月形或地图形，其中肝细胞广泛球样变、胞质疏松。库普弗细胞增生，汇管区及肝实质内有多量淋巴细胞浸润，汇管区小胆管及纤维结缔组织明显增生。脾重 310 g，质较硬，镜下见脾窦腔明显扩张、淤血。胃肠腔内有咖啡色液体，黏膜水肿、点状出血，镜下见黏膜下血管明显扩张、淤血。双肺各重 750 g，散在灶性实变，以下叶为重，镜下见实变区的肺泡腔及细支气管腔内浆液及大量中性粒细胞充填，部分上皮细胞坏死脱落，肺泡壁和细支气管壁充血、水肿。脑重1 550 g，脑回增宽、沟变浅，镜下见神经细胞变性、充血、水肿明显。

请问：

1．死者的诊断是什么？请给出诊断依据。
2．死者表现出的黄疸、脾肿大、腹水、蜘蛛痣、呕吐咖啡色液体、昏迷等，与肝脏病变有何联系？

第九章　泌尿系统疾病

学必知 · 考纲要求

1. 急性弥漫性增生性肾小球肾炎：病因；病理变化；病理临床联系；结局。
2. 急进性肾小球肾炎：概念；病理变化；病理临床联系；结局。
3. 慢性肾小球肾炎：概念；病理变化；病理临床联系；结局。

划重点 · 考点梳理

考点 1　急性弥漫性增生性肾小球肾炎

1. 病因

急性弥漫性增生性肾小球肾炎临床上简称为急性肾炎。本型肾炎主要与感染有关，A 族乙型溶血性链球菌为其最常见的病原体。

2. 病理变化

肉眼观察：双侧肾脏轻至中度肿大，被膜紧张，表面光滑，因充血而色较红，故称大红肾。有的肾脏表面可见散在粟粒大小的出血点，故有蚤咬肾之称。切面见肾皮质增厚。

镜下观察：① 肾小球。体积增大，毛细血管管腔狭窄或闭塞，可见中性粒细胞和单核细胞浸润。病变严重处血管壁发生纤维素样坏死，局部出血，可伴血栓形成。② 肾小管。近曲小管上皮细胞变性，管腔内可见蛋白管型、红细胞管型、白细胞管型和颗粒管型。③ 肾间质。充血、水肿，并有炎症细胞浸润。

3. 病理临床联系

该病多见于儿童，主要表现为急性肾炎综合征。① 尿的变化：表现为血尿、轻度蛋白尿、管型尿、少尿或无尿。血尿为常见症状，可出现肉眼血尿或镜下血尿。② 水肿：出现较早，轻者为晨起眼睑水肿，重者可发生全身性水肿。③ 高血压：多数患者有高血压，可能是钠、水潴留，血容量增加所致。成年患者的症状不典型，可表现为高血压和水肿，常伴有血尿素氮增高。

4. 结局

儿童患者预后好，多数患儿肾脏病变逐渐消退，症状缓解和消失，少数转为急进性肾小球肾炎或慢性肾炎。成年患者预后较差，转变为慢性肾小球肾炎的比例较高。

考点 2　急进性肾小球肾炎

1. 概念

急进性肾小球肾炎由于起病急、病变严重且进展快、预后差，因而又称快速进行性肾小球肾炎。本组肾炎的病变特征是肾球囊壁层上皮细胞增生，新月体形成，故又称新月体性肾小球肾炎。

2. 病理变化

肉眼观察：双侧肾体积增大，颜色苍白，表面可有点状出血。切面见肾皮质增厚。

镜下观察：① 双侧肾大多数肾球囊内有新月体形成。② 肾小管上皮细胞变性，部分肾小管上皮细胞萎缩，甚至消失。③ 肾间质水肿，炎症细胞浸润，后期发生纤维化。

3. 病理临床联系

① 尿的变化：表现为血尿伴红细胞管型、中度蛋白尿。由于新月体形成和球囊腔阻塞并迅速出现少尿、无尿。② 不同程度的水肿、高血压。③ 氮质血症。④ 肾衰竭。

4. 结局

由于本病较重且进展快，预后极差，如不及时治疗，患者多在数周至数月后死于肾衰竭。

考点 3　慢性肾小球肾炎

1. 概念

慢性肾小球肾炎为不同类型肾小球肾炎发展的终末阶段。病变特点是大多数肾小球发生玻璃样变和硬化，又称慢性硬化性肾小球肾炎。

2. 病理变化

肉眼观察：① 双肾体积缩小，重量减轻，颜色苍白，表面呈弥漫性细颗粒状，质地变硬，称为继发性颗粒性固缩肾。② 切面肾皮质变薄，皮、髓质分界不清。肾盂周围脂肪增多。

镜下观察：① 大部分肾小球发生玻璃样变和硬化，所属的肾小管萎缩消失。病变轻的肾单位出现代偿性改变，肾小球体积增大，肾小管扩张，腔内出现各种管型。② 间质纤维化，伴有淋巴细胞和浆细胞浸润。间质纤维化使肾小球相互靠拢集中；间质内小动脉硬化，管壁增厚，管腔狭窄。

3. 病理临床联系

① 尿的变化：出现多尿、夜尿、低比重尿。大量肾单位结构破坏、功能丧失后，血液流经残留肾单位时速度加快，肾小球滤过率增加，但肾小管重吸收功能有限，尿浓缩功能降低。② 高血压：由于肾小球硬化，使肾组织严重缺血，肾素分泌增多，肾素-血管紧张素系统激活而致血压升高；血压升高导致全身细、小动脉硬化，肾缺血加重，使血压持续升高。③ 贫血：由于大量肾单位破坏，促使红细胞生成素分泌减少。此外，体内代谢产物堆积，抑制骨髓造血。④ 氮质血症和尿毒症：大量肾单位受损使代谢产物不能及时排出，水、电解质和酸碱失衡失调所致。

4. 结局

本型肾炎病程进展的速度差异很大，但预后均极差，如不能及时进行血液透析或肾移植，患者多因尿毒症或高血压引起的心力衰竭或脑出血而死亡。

学而思 · 依图自检

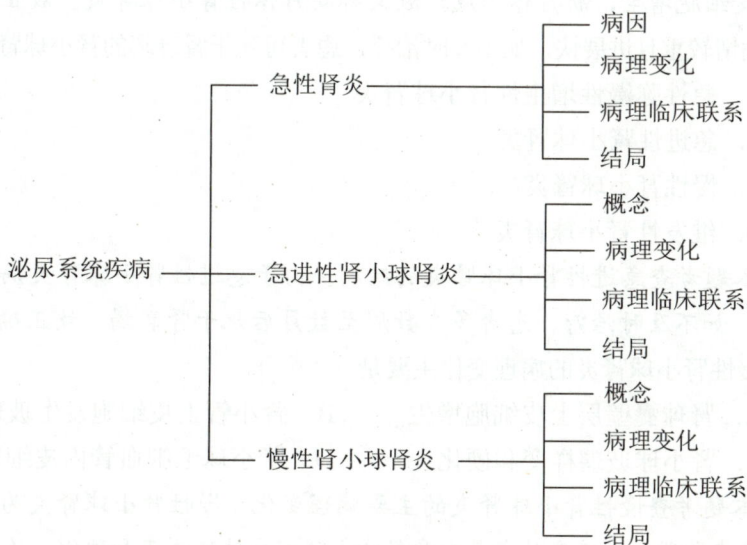

- 泌尿系统疾病
  - 急性肾炎
    - 病因
    - 病理变化
    - 病理临床联系
    - 结局
  - 急进性肾小球肾炎
    - 概念
    - 病理变化
    - 病理临床联系
    - 结局
  - 慢性肾小球肾炎
    - 概念
    - 病理变化
    - 病理临床联系
    - 结局

名师帮·例题详解

一、单项选择题

【例 1】最常见的引起急性弥漫性增生性肾小球肾炎的病原体是（　　）。

A．大肠杆菌　　B．肺炎球菌

C．金黄色葡萄球菌　　D．溶血性链球菌

【解析】本题考查急性弥漫性增生性肾小球肾炎的病因。急性弥漫性增生性肾小球肾炎主要与感染有关，A 族乙型溶血性链球菌为其最常见的病原体。故正确答案为 D。

【例 2】蚤咬肾见于（　　）。

A．急性弥漫性增生性肾小球肾炎

B．急进性肾小球肾炎

C．慢性肾小球肾炎

D．膜性肾小球肾炎

【解析】本题考查急性弥漫性增生性肾小球肾炎的病理变化。急性弥漫性增生性肾小球肾炎肉眼观察可见肾脏表面有散在粟粒大小的出血点，称为蚤咬肾。故正确答案为 A。

【例 3】新月体性肾小球肾炎最显著的病变是（　　）。

A．肾球囊壁层上皮细胞增生　　B．肾小球毛细血管内皮细胞增生

C．肾小球系膜细胞增生　　D．肾小球发生玻璃样变

【解析】本题考查新月体性肾小球肾炎的病变特征。急进性肾小球肾炎的病变特征是肾球囊壁层上皮细胞增生，新月体形成，故又称新月体性肾小球肾炎。故正确答案为 A。

【例 4】病情较重且进展快，如不及时治疗，患者可死于肾衰竭的肾小球肾炎是（　　）。

A．急性弥漫性增生性肾小球肾炎

B．急进性肾小球肾炎

C．慢性肾小球肾炎

D．继发性肾小球肾炎

【解析】本题考查急进性肾小球肾炎的结局。由于急进性肾小球肾炎病情较重且进展快，预后极差，如不及时治疗，患者多在数周至数月后死于肾衰竭。故正确答案为 B。

【例 5】慢性肾小球肾炎的病理变化主要是（　　）。

A．肾球囊壁层上皮细胞增生　　B．肾小管上皮细胞发生玻璃样变

C．肾小球玻璃样变和硬化　　D．肾小球毛细血管内皮细胞增生

【解析】本题考查慢性肾小球肾炎的主要病理变化。慢性肾小球肾炎为不同类型肾小球肾炎发展的终末阶段，其病变特点是大多数肾小球发生玻璃样变和硬化。故正确答案为 C。

【例 6】下列肾小球肾炎的类型中，最易引起肾体积明显缩小的是（ ）。

A．急性弥漫性增生性肾小球肾炎

B．急进性肾小球肾炎

C．慢性肾小球肾炎

D．膜性肾小球肾炎

【解析】本题考查各型肾小球肾炎的病理变化。急性弥漫性增生性肾小球肾炎、急进性肾小球肾炎和膜性肾小球肾炎均可引起双侧肾体积增大，只有慢性肾小球肾炎引起双肾体积缩小。故正确答案为 C。

二、多项选择题

【例 1】急性弥漫性增生性肾小球肾炎患者的尿液变化有（ ）。

A．少尿或无尿　　B．管型尿

C．血尿　　D．夜尿

E．多尿

【解析】本题考查急性弥漫性增生性肾小球肾炎的临床表现。急性弥漫性增生性肾小球肾炎的尿液变化表现为血尿、轻度蛋白尿、管型尿、少尿或无尿。血尿为常见症状，可出现肉眼血尿或镜下血尿。故正确答案为 ABC。

【例 2】急进性肾小球肾炎的病理变化有（ ）。

A．肾小管上皮细胞发生玻璃样变

B．毛细血管内皮细胞和系膜细胞增生

C．肾球囊壁层上皮细胞增生

D．肾间质水肿

E．肾球囊内有新月体形成

【解析】本题考查急进性肾小球肾炎的病理变化。急进性肾小球肾炎镜下观察：① 双侧肾大多数肾球囊壁层上皮细胞增生，新月体形成。② 肾小管上皮细胞发生玻璃样变，部分肾小管上皮细胞萎缩甚至消失。③ 肾间质水肿，炎症细胞浸润，后期发生纤维化。故正确答案为 ACDE。

【例 3】慢性肾小球肾炎镜下观可见（ ）。

A．肾小球发生玻璃样变　　B．肾小管萎缩消失

C．肾球囊内有新月体形成　　D．肾间质水肿

E．间质纤维化

【解析】本题考查慢性肾小球肾炎的病理变化。慢性肾小球肾炎镜下观察：① 大部分肾小球发生玻璃样变和硬化，所属的肾小管萎缩消失。病变轻的肾单位出现代偿性改变，肾小球体积增大，肾小管扩张，腔内出现各种管型。② 间质纤维化，伴有淋巴细胞和浆

细胞浸润。间质纤维化使肾小球相互靠拢集中；间质内小动脉硬化，管壁增厚，管腔狭窄。故正确答案为 ABE。

三、判断题

【例 1】急性肾炎就是急性弥漫性增生性肾小球肾炎。（　　）

【解析】本题考查急性弥漫性增生性肾小球肾炎的概念。急性弥漫性增生性肾小球肾炎临床上简称为急性肾炎。故此题说法正确。

【例 2】急进性肾小球肾炎起病急，病变严重，进展快，预后差。（　　）

【解析】本题考查急进性肾小球肾炎的概念。急进性肾小球肾炎由于起病急、病变严重且进展快、预后差，也称快速进行性肾小球肾炎。故此题说法正确。

【例 3】肾炎患者均会出现血尿。（　　）

【解析】本题考查各型肾炎的尿液变化特点。急性弥漫性增生性肾小球肾炎的尿液变化表现为血尿、轻度蛋白尿、管型尿、少尿或无尿，急进性肾小球肾炎的尿液变化表现为血尿伴红细胞管型、中度蛋白尿、少尿、无尿，慢性肾小球肾炎的尿液变化表现为多尿、夜尿、低比重尿。故此题说法错误。

四、填空题

【例 1】急性弥漫性增生性肾小球肾炎的发生常与__________感染有关。

【解析】本题考查急性弥漫性增生性肾小球肾炎的病因。急性弥漫性增生性肾小球肾炎主要与感染有关，A 族乙型溶血性链球菌为其最常见的病原体。故空处应填入：A 族乙型溶血性链球菌。

【例 2】慢性肾小球肾炎肾脏表面呈弥漫性细颗粒状，质地变硬，称为__________。

【解析】本题考查慢性肾小球肾炎的病理变化。慢性肾小球肾炎发生时，双肾体积缩小，重量减轻，颜色苍白，表面呈弥漫性细颗粒状，质地变硬，称为继发性颗粒性固缩肾。故空处应填入：继发性颗粒性固缩肾。

五、名词解释

【例】慢性肾小球肾炎

【解析】本题考查慢性肾小球肾炎的概念。答案如下：

慢性肾小球肾炎为不同类型肾小球肾炎发展的终末阶段，其病变特点是大多数肾小球发生玻璃样变和硬化，又称慢性硬化性肾小球肾炎。

六、简答题

【例 1】急性肾炎镜下观的病理变化特点是什么？

【解析】本题考查急性肾炎镜下观的病理变化特点。答案如下：

① 肾小球：体积增大，毛细血管管腔狭窄或闭塞，可见中性粒细胞和单核细胞浸润。病变严重处血管壁发生纤维素样坏死，局部出血，可伴血栓形成。② 肾小管：近曲小管上皮细胞变性，管腔内可见蛋白管型、红细胞管型、白细胞管型和颗粒管型。③ 肾间质：充血、水肿，并有炎症细胞浸润。

【例 2】简述慢性肾小球肾炎肉眼观的病理变化特点。

【解析】本题考查慢性肾小球肾炎肉眼观的病理变化特点。答案如下：

① 双肾体积缩小，重量减轻，颜色苍白，表面呈弥漫性细颗粒状，质地变硬，称为继发性颗粒性固缩肾。② 切面肾皮质变薄，皮、髓质分界不清。肾盂周围脂肪增多。

七、综合应用题

【例】患儿，男，6 岁，因眼睑水肿、少尿 3 天入院。1 周前，患儿曾发生上呼吸道感染。入院查体：血压 125/90 mmHg。眼睑浮肿，咽红肿。心、肺未见异常。实验室检查：红细胞（+ +），尿蛋白（+ +），红细胞管型 0～3/HP，24 小时尿量为 350 mL，尿素氮 11.4 mmol/L，血肌酐 170 μmol/L。B 超检查：双肾对称性增大。

请问：

1. 该患儿的诊断是什么？请给出诊断依据。
2. 该病的病理变化特点有哪些？

【解析】本题考查急性弥漫性增生性肾小球肾炎的相关知识。答案如下：

1. 该患儿的诊断是急性弥漫性增生性肾小球肾炎。诊断依据：① 儿童。② 有上呼吸道感染病史。③ 临床表现为水肿、少尿、蛋白尿、管型尿、氮质血症。④ 双肾对称性肿大。

2.（1）肉眼观察：双侧肾脏轻至中度肿大，被膜紧张，表面光滑，因充血而色较红，故称大红肾。有的肾脏表面可见散在粟粒大小的出血点，故有蚤咬肾之称。切面见肾皮质增厚。

（2）镜下观察：① 肾小球。体积增大，毛细血管管腔狭窄或闭塞，可见中性粒细胞和单核细胞浸润。病变严重处血管壁发生纤维素样坏死，局部出血，可伴血栓形成。② 肾小管。近曲小管上皮细胞变性，管腔内可见蛋白管型、红细胞管型、白细胞管型和颗粒管型。③ 肾间质。充血、水肿，并有炎症细胞浸润。

求突破·强化训练

一、单项选择题

1. 多见于儿童的肾小球肾炎是（　　）。
   A. 急性弥漫性增生性肾小球肾炎　　B. 急进性肾小球肾炎
   C. 慢性肾小球肾炎　　D. 膜性肾小球肾炎
2. 急性弥漫性增生性肾小球肾炎的临床表现不包括（　　）。
   A. 血尿　　B. 水肿
   C. 高血压　　D. 贫血
3. 新月体形成的主要后果是（　　）。
   A. 肾小球毛细血管丛坏死
   B. 肾小球球囊腔变窄或闭塞，并压迫毛细血管丛
   C. 肾小球毛细血管粘连、闭塞
   D. 阻塞入球动脉，引起肾缺血
4. 急进性肾小球肾炎患者的管型尿为（　　）。
   A. 蛋白管型　　B. 红细胞管型
   C. 白细胞管型　　D. 颗粒管型
5. 慢性肾小球肾炎的临床表现不包括（　　）。
   A. 低比重尿　　B. 贫血
   C. 蛋白尿　　D. 氮质血症
6. 慢性肾小球肾炎的病变特点不包括（　　）。
   A. 间质纤维化　　B. 肾单位出现代偿性改变
   C. 间质内小动脉硬化　　D. 间质水肿
7. 下列关于慢性肾小球肾炎的说法，正确的是（　　）。
   A. 可形成原发性固缩肾　　B. 蛋白尿、血尿、管型尿进行性加重
   C. 高血压是常见的死亡原因　　D. 又称为慢性硬化性肾小球肾炎

二、多项选择题

1. 急性弥漫性增生性肾小球肾炎的临床表现包括（　　）。
   A. 少尿或无尿　　B. 血尿、管型尿

C．水肿　　D．高血压

E．中度蛋白尿

2．构成急进性肾小球肾炎新月体的成分可有（　　）。

A．肾球囊壁层上皮细胞　　B．淋巴细胞

C．中性粒细胞　　D．肾小管上皮细胞

E．单核细胞

3．慢性肾小球肾炎患者肾的病变特点是（　　）。

A．体积缩小　　B．表面呈细颗粒状

C．表面有不规则的凹陷型瘢痕　　D．肾皮质变薄

E．质地变硬

三、判断题

1．急性肾炎主要由 A 族乙型溶血性链球菌感染引起。（　　）

2．急性肾炎患者预后良好，不会转变为慢性肾炎。（　　）

3．慢性肾小球肾炎是肾小球肾炎发展的终末阶段。（　　）

四、填空题

1．急进性肾小球肾炎肾球囊内有__________形成。

2．慢性肾小球肾炎如不能及时进行肾移植或血液透析，患者多因__________或高血压引起的__________和__________而死亡。

五、名词解释

大红肾

六、简答题

1．简述急性肾炎的病理临床联系。

2．急性肾炎、急进性肾小球肾炎和慢性肾小球肾炎的结局各是什么？

七、综合应用题

患者，男，50 岁，因间断性眼睑水肿 3 年，血压持续升高 2 年，多尿、夜尿 2 个月，

尿量明显减少 3 天入院。患者自述 10 岁时曾患肾炎，经治疗痊愈。入院查体：血压 190/135 mmHg。实验室检查：血红蛋白 70 g/L，血液非蛋白氮 214 mmol/L，尿比重 1.008，尿蛋白（+ + +），尿颗粒管型（+），尿脓细胞（−）。患者于入院后第 5 天出现嗜睡和心包摩擦音，第 7 天出现昏迷，第 8 天经抢救无效死亡。

尸体解剖检查：双肾体积明显缩小，表面呈细颗粒状，但无瘢痕；切面见肾实质变薄，皮质和髓质分界不清，肾盂黏膜稍增厚但不粗糙。镜下见多数肾小球萎缩、纤维化、硬化，肾小管萎缩。间质纤维组织明显增生及淋巴细胞浸润；残留肾小球体积增大，肾小管扩张；间质小动脉壁硬化，管腔狭小。心包脏层粗糙，有少数纤维蛋白附着，并有少量出血点，左心室壁增厚，左、右心室稍扩张。脑重 1 600 g，脑回增宽，脑沟变浅。

请问：

1．死者的诊断应是什么？

2．结合病理变化解释死者曾出现的多尿、夜尿、低比重尿、高血压、嗜睡、昏迷等临床表现。

第十章　传染病

学必知·考纲要求

1. 肺结核病：原发性肺结核病的病理变化；继发性肺结核病的病变特点和病变类型。
2. 细菌性痢疾：概念；病因及发病机制；病理变化及病理临床联系。

划重点·考点梳理

考点1　肺结核病

肺结核病是结核病中最常见的。根据初次感染和再次感染结核杆菌时机体反应性的不同，导致引起的肺部病变的发生发展不同，可将肺结核病分为原发性肺结核病和继发性肺结核病两大类。

1. 原发性肺结核病

（1）概念

原发性肺结核病是指机体初次感染结核杆菌引起的肺结核病。多见于儿童，又称儿童型肺结核病。

（2）病理变化

原发性肺结核病的病变特点是形成由肺内原发灶、结核性淋巴管炎和肺门淋巴结结核三者组成的原发复合征。① 原发病灶：结核杆菌经支气管到达肺组织最先引起的病变，多位于通气较好的肺上叶下部或下叶上部靠近胸膜处，通常有一个，灰白色，早期为渗出性病变，继之病灶中央发生干酪样坏死，周围形成结核结节。② 结核性淋巴管炎：结核杆菌游离或被巨噬细胞吞噬，很快侵入局部淋巴管，引起结核性淋巴管炎。③ 肺门淋巴结结核：结核杆菌随淋巴液引流到达肺门淋巴结，引起肺门淋巴结结核，表现为淋巴结肿大和干酪样坏死。

（3）发展和结局

绝大多数可随机体对结核杆菌免疫力的增强，通过完全吸收、纤维化、纤维包裹或钙化等方式自然愈合。少数因营养不良或同时患其他传染病而病情恶化，病灶不断扩大，甚至发生淋巴道、血道或支气管播散。

2. 继发性肺结核病

（1）概念

继发性肺结核病是指机体再次感染结核杆菌引起的肺结核病，多见于成人，又称成人型肺结核病。

（2）病变特点

① 病变常从肺尖开始。② 病变一般局限在肺内，很少发生淋巴道或血道播散，多沿支气管播散。③ 病程长，病情时好时坏。④ 病变复杂，常出现新、旧病灶并存。

（3）病变类型

1）局灶型肺结核：这是继发性肺结核病的早期病变，属非活动性结核病。X 线检查：肺尖部有单个或多个境界清楚的结节状病灶。镜下观察：病变以增生为主，中央为干酪样坏死。

2）浸润型肺结核：属于活动性肺结核，是继发性肺结核病中最常见的类型。X 线检查：锁骨下可见边缘模糊的云絮状阴影。镜下观察：病变以渗出为主，中央有干酪样坏死。

3）慢性纤维空洞型肺结核：多在浸润型肺结核急性空洞的基础上发展而来。

病变特点主要有：① 肺内有一个或多个厚壁空洞，多位于肺上叶，大小不等，形状不规则。② 镜下观洞壁分三层，内层为含大量结核杆菌的干酪样坏死，中层为结核性肉芽组织，外层为纤维结缔组织。③ 同侧或对侧肺组织内形成多个新旧不一、大小不等、病变类型不同的病灶。④ 病变严重者，肺组织大量破坏，广泛纤维组织增生，肺缩小、变形、变硬，胸膜广泛增厚，胸壁粘连，形成硬化型肺结核病。

4）干酪性肺炎：多由浸润型肺结核恶化进展而来，也可由急、慢性空洞内的结核杆菌经支气管播散所致。镜下主要为大片干酪样坏死，肺泡腔内有大量浆液纤维素性渗出物。

5）结核球：又称结核瘤，是孤立的有纤维包裹的境界分明的球形干酪样坏死灶。多为单个，常位于肺上叶。

6）结核性胸膜炎：根据病变性质分为干性和湿性两种，其中以湿性多见。湿性结核性胸膜炎多见于年轻人，病变主要表现为浆液纤维素性炎。干性结核性胸膜炎是肺结核病灶直接蔓延至胸膜所致，病变多局限，以增生为主。

考点2 细菌性痢疾

1. 概念

细菌性痢疾简称菌痢，是由痢疾杆菌引起的一种常见肠道传染病。多见于夏、秋季，儿童发病率较高。

2. 病因和发病机制

菌痢患者和带菌者是本病的传染源，传播途径是粪口传播。病原体经口进入胃，仅少部分未被胃酸杀死的细菌进入肠道，侵入肠黏膜上皮细胞并在此生长繁殖，并继而侵入固有层进一步繁殖，细菌裂解后释放内毒素，被人体吸收引起全身中毒症状及肠黏膜炎症。

3. 病理变化和病理临床联系

菌痢的病变主要发生于大肠，尤以乙状结肠和直肠为重。根据肠道炎症特征、全身变化和临床经过的不同，菌痢分为以下三种类型：

（1）急性细菌性痢疾

病理变化：病变初期为肠黏膜的急性卡他性炎，表现为黏液分泌亢进。随病变发展，肠黏膜上皮坏死脱落，并有大量纤维素渗出。渗出的纤维素与坏死组织、中性粒细胞、红细胞和细菌等共同形成灰白色假膜，是本病特征性病变。假膜脱落可形成大小不等、形状不一的“地图状”浅表溃疡。

病理临床联系：临床上，痢疾初期因肠黏膜分泌亢进，可表现为水样便或黏液便，后因假膜溶解、脱落而转为黏液脓血便。由于炎症刺激直肠壁内的神经末梢及肛门括约肌，患者出现里急后重和排便次数增多症状。由于细菌毒素的吸收，患者可出现发热、乏力和食欲减退等全身中毒症状。急性菌痢的自然病程为1～2周，经适当治疗后大多痊愈，少数转为慢性。

（2）慢性细菌性痢疾

慢性细菌性痢疾常由急性菌痢转变而来，病程超过2个月。肠道内病变此起彼伏，新、旧病变并存，肠壁不规则增厚、变硬，甚至肠腔狭窄。

临床表现为腹痛、腹胀、腹泻，或腹泻和便秘交替出现的肠道症状。有少数慢性菌痢患者大便培养持续阳性，成为慢性带菌者和传染源。

（3）中毒性细菌性痢疾

本型菌痢起病急骤，肠道病变和症状常不明显，但全身中毒症状严重，是菌痢最严重的一种，多见于2～7岁儿童。发病数小时内可出现中毒性休克或呼吸衰竭。

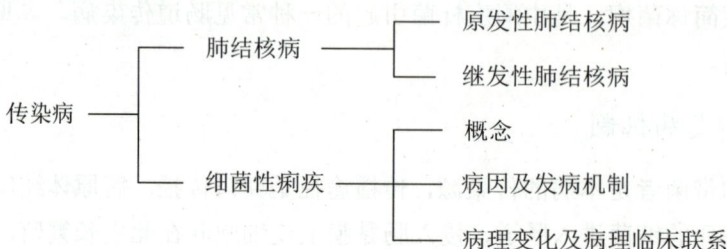

学而思·依图自检

- 传染病
  - 肺结核病
    - 原发性肺结核病
    - 继发性肺结核病
  - 细菌性痢疾
    - 概念
    - 病因及发病机制
    - 病理变化及病理临床联系

名师帮·例题详解

一、单项选择题

【例 1】下列关于原发性肺结核的说法，正确的是（　　）。

A．多见于成人　　B．原发性病灶多位于肺尖部

C．形成原发复合征　　D．病变复杂多样

【解析】本题考查原发性肺结核病的相关知识。原发性肺结核病是指机体初次感染结核杆菌引起的肺结核病，多见于儿童。其病变特征是形成由肺内原发灶、结核性淋巴管炎和肺门淋巴结结核三者组成的原发复合征。其中，原发病灶是指结核杆菌经支气管到达肺组织最先引起的病变，多位于通气较好的肺上叶下部或下叶上部靠近胸膜处。故正确答案为 C。

【例 2】肺结核原发病灶的好发部位是（　　）。

A．肺尖部　　B．肺上叶下部或下叶上部近胸膜处

C．肺门部　　D．肺膈面

【解析】本题考查原发性肺结核病的原发病灶的相关知识。肺结核原发病灶是指结核杆菌经支气管到达肺组织最先引起的病变，多位于通气较好的肺上叶下部或下叶上部靠近胸膜处。故正确答案为 B。

【例 3】继发性肺结核早期病灶多位于（　　）。

A．肺尖部

B．肺门部

C．肺上叶下部或下叶上部近胸膜处

D．肺上叶上部或下叶下部近胸膜处

【解析】本题考查继发性肺结核病的病变特点。继发性肺结核病病变特点：① 病变常从肺尖开始。② 病变一般局限在肺内，很少发生淋巴道或血道播散，多沿支气管播散。③ 病程长，病情时好时坏。④ 病变复杂，常出现新、旧病灶并存。故正确答案为 A。

【例 4】局灶型肺结核的基本病理变化是（　　）。

A. 病变以渗出为主，中央有干酪样坏死

B. 肺尖部有单个或多个病灶，以增生为主，中央为干酪样坏死

C. 肺泡腔内有大量浆液纤维素性渗出物

D. 一个或多个厚壁空洞

【解析】本题考查局灶型肺结核的基本病理变化。局灶型肺结核是继发性肺结核病的早期病变，X 线检查可见肺尖部有单个或多个境界清楚的结节状病灶，镜下观察可见病变以增生为主，中央为干酪样坏死。故正确答案为 B。

【例 5】成人肺结核临床最常见的类型是（　　）。

A. 局灶型肺结核　　B. 浸润型肺结核

C. 干酪样肺炎　　D. 结核球

【解析】本题考查继发性肺结核病的相关知识。继发性肺结核病多见于成人，又称为成人型肺结核病，病变类型有局灶型肺结核、浸润型肺结核、慢性纤维空洞型肺结核、干酪性肺炎、结核球和结核性胸膜炎。其中，浸润型肺结核是最常见的类型。故正确答案为 B。

【例 6】细菌性痢疾的主要病变部位是（　　）。

A. 盲肠和直肠　　B. 回肠末端

C. 乙状结肠和直肠　　D. 横结肠

【解析】本题考查细菌性痢疾的主要病变部位。细菌性痢疾的病变主要发生于大肠，尤以乙状结肠和直肠为重。故正确答案为 C。

二、多项选择题

【例 1】肺结核原发复合征包括（　　）。

A. 原发性肺结核病　　B. 结核病原发病灶

C. 肺门淋巴结结核　　D. 结核性淋巴管炎

E. 结核球

【解析】本题考查原发性肺结核病的病变特征。原发性肺结核病的病变特征是形成由肺内原发灶、结核性淋巴管炎和肺门淋巴结结核三者组成的原发复合征。故正确答案为 BCD。

【例 2】下列选项中，属于继发性肺结核病的是（　　）。

A. 局灶型肺结核　　B. 浸润型肺结核

C. 干酪样肺炎　　D. 慢性纤维空洞型肺结核

E. 结核球

【解析】本题考查继发性肺结核病的病变类型。继发性肺结核病的病变类型有局灶型肺结核、浸润型肺结核、慢性纤维空洞型肺结核、干酪性肺炎、结核球和结核性胸膜炎。菌痢患者和带菌者是本病的传染源。故正确答案为ABCDE。

【例3】下列关于慢性纤维空洞型肺结核的说法，正确的是（　　）。

A. 在肺内形成一个或多个薄壁空洞

B. 病变局限于同侧肺组织

C. 可导致肺组织的广泛纤维化

D. 可引起气胸

E. 空洞内细菌经支气管播散可形成干酪样肺炎

【解析】本题考查慢性纤维空洞型肺结核的病变特点和结局。慢性纤维空洞型肺结核多在浸润型肺结核急性空洞的基础上发展而来。其病变特点：① 肺内有一个或多个厚壁空洞，多位于肺上叶，大小不等，形状不规则。② 镜下观洞壁分三层，内层为含大量结核杆菌的干酪样坏死，中层为结核性肉芽组织，外层为纤维结缔组织。③ 同侧或对侧肺组织内形成多个新旧不一、大小不等、病变类型不同的病灶。④ 病变严重者，肺组织大量破坏，广泛纤维组织增生，肺缩小、变形、变硬，胸膜广泛增厚，胸壁粘连，形成硬化型肺结核病。空洞突破胸膜可引起气胸或脓气胸；急、慢性空洞内的结核杆菌经支气管播散可形成干酪性肺炎。故正确答案为CDE。

【例4】下列关于细菌性痢疾的说法，正确的是（　　）。

A. 乙状结肠和直肠病变最显著

B. 由痢疾杆菌引起

C. 肠道病变主要发生在结肠

D. 菌痢患者和带菌者是主要传染源

E. 大肠黏膜表面可覆盖灰白色假膜

【解析】本题考查细菌性痢疾的相关知识。细菌性痢疾简称菌痢，是由痢疾杆菌引起的一种常见肠道传染病。菌痢患者和带菌者是本病的传染源，传播途径是粪口传播。菌痢的病变主要发生于大肠，尤以乙状结肠和直肠为重。急性细菌性痢疾的病变初期为肠黏膜的急性卡他性炎，表现为黏液分泌亢进。随着病变发展，肠黏膜上皮坏死脱落，并有大量纤维素渗出。渗出的纤维素与坏死组织、中性粒细胞、红细胞和细菌等共同形成灰白色假膜，是本病的特征性病变。故正确答案为ABDE。

三、判断题

【例1】肺结核病是最常见的结核病。（　　）

【解析】本题考查肺结核病的相关知识。肺结核病是最常见的结核病。根据初次感染和再次感染结核杆菌时机体反应性的不同，导致引起的肺部病变的发生发展不同，肺结核病分为原发性肺结核病和继发性肺结核病两大类。故此题说法正确。

【例 2】局灶型肺结核是继发性肺结核病的早期病变，属活动性结核病。（ ）

【解析】本题考查局灶型肺结核的概念。局灶型肺结核是继发性肺结核病的早期病变，属非活动性结核病。故此题说法错误。

【例 3】细菌性痢疾以成人多见。（ ）

【解析】本题考查细菌性痢疾的相关知识。细菌性痢疾简称菌痢，是由痢疾杆菌引起的一种常见肠道传染病，多见于夏、秋季。儿童发病率较高。故此题说法错误。

【例 4】中毒性细菌性痢疾肠道病变和症状明显，且全身中毒症状严重。（ ）

【解析】本题考查中毒性细菌性痢疾的特点。中毒性细菌性痢疾起病急骤，肠道病变和症状常不明显，但全身中毒症状严重。故此题说法错误。

四、填空题

【例 1】根据初次感染和再次感染结核杆菌时机体反应性的不同，导致引起的肺部病变的发生发展不同，可将肺结核病分为__________和__________。

【解析】本题考查肺结核的分类。根据初次感染和再次感染结核杆菌时机体反应性的不同，导致引起的肺部病变的发生发展不同，可将肺结核病分为原发性肺结核病和继发性肺结核病两大类。故空处应依次填入：原发性肺结核病、继发性肺结核病。

【例 2】__________是继发性肺结核病的最早期病变。

【解析】本题考查继发性肺结核病的最早期病变。继发性肺结核病的病变类型有局灶型肺结核、浸润型肺结核病、慢性纤维空洞型肺结核、干酪性肺炎、结核球和结核性胸膜炎。其中，局灶型肺结核是继发性肺结核病的最早期病变。故空处应填入：局灶型肺结核。

五、名词解释

【例】原发性肺结核病

【解析】本题考查原发性肺结核病的概念。答案如下：

原发性肺结核病是指机体初次感染结核杆菌引起的肺结核病。

六、简答题

【例 1】简述慢性纤维空洞型肺结核的病变特点。

【解析】本题考查慢性纤维空洞型肺结核的病变特点。答案如下：

① 肺内有一个或多个厚壁空洞，多位于肺上叶，大小不等，形状不规则。② 镜下观，洞壁分三层，内层为含大量结核杆菌的干酪样坏死，中层为结核性肉芽组织，外层为纤维结缔组织。③ 同侧或对侧肺组织内，形成多个新旧不一、大小不等、病变类型不同的病

灶。④ 病变严重者，肺组织大量破坏，广泛纤维组织增生，肺缩小、变形、变硬，胸膜广泛增厚，胸壁粘连，形成硬化型肺结核病。

【例 2】简述细菌性痢疾的病因和发病机制。

【解析】本题考查细菌性痢疾的病因和发病机制。答案如下：

菌痢患者和带菌者是本病的传染源，传播途径是粪口传播。病原体经口进入胃，仅少部分未被胃酸杀死的细菌进入肠道，侵入肠黏膜上皮细胞并在此生长繁殖，并继而侵入固有层进一步繁殖，细菌裂解后释放内毒素，被人体吸收引起全身中毒症状及肠黏膜炎症。

七、综合应用题

【例】患者，男，62 岁。近年来经常发热，乏力，食欲缺乏，盗汗，咳嗽、咳痰、气喘，近月来加重。既往有肺结核病史。查体：神志清楚，精神差，消瘦，两肺有湿啰音。X 线显示两肺有多个大小不等的厚壁空洞。结核菌素试验阳性。

请问：

1. 根据临床资料，该患者最可能的诊断是什么？

2. 此病有哪些典型病变特点？

【解析】本题考查慢性纤维空洞型肺结核的相关知识。答案如下：

1. 该患者最可能的诊断是慢性纤维空洞型肺结核。

2. ① 肺内有一个或多个厚壁空洞，多位于肺上叶，大小不等，形状不规则。② 镜下观，洞壁分三层，内层为含大量结核杆菌的干酪样坏死，中层为结核性肉芽组织，外层为纤维结缔组织。③ 同侧或对侧肺组织内，形成多个新旧不一、大小不等、病变类型不同的病灶。④ 病变严重者，肺组织大量破坏，广泛纤维组织增生，肺缩小、变形、变硬，胸膜广泛增厚，胸壁粘连，形成硬化型肺结核病。

求突破 · 强化训练

一、单项选择题

1. 机体初次感染结核杆菌，最先出现的肺内病变是（　　）。

A. 肺门淋巴结结核　　B. 原发复合征

C. 结核性淋巴管炎　　D. 原发灶的渗出和坏死

2. 结核病的以下转归中，符合原发性肺结核病的是（　　）。

A. 大多数可自然痊愈　　B. 大多数经支气管播散

C. 多发生淋巴道、血道播散　　D. 形成原发复合征

3．继发性肺结核病中最常见的类型是（　　）。

A．局灶型肺结核　　B．浸润型肺结核

C．慢性纤维空洞型肺结核　　D．干酪性肺炎

4．结核球是指（　　）。

A．直径小于 2 cm 的干酪样坏死灶

B．直径 2～5 cm，有纤维包裹的、孤立的、境界分明的干酪样坏死灶

C．孤立性的、境界不清的干酪样坏死灶

D．无纤维包裹的干酪样坏死灶

5．急性细菌性痢疾初期，肠道病变表现为（　　）。

A．卡他性炎　　B．浆液性炎

C．化脓性炎　　D．假膜性炎

6．下列关于中毒性细菌性痢疾的说法，不正确的是（　　）。

A．儿童多见　　B．肠道症状轻

C．不易发生循环和呼吸衰竭　　D．全身症状明显

二、多项选择题

1．下列关于原发性肺结核病的说法，正确的是（　　）。

A．为机体初次感染结核杆菌引起

B．多经淋巴道播散

C．肺门淋巴结结核是最先出现的病变

D．病程短，大多可自愈

E．病变复杂多样

2．下列关于浸润型肺结核的说法，正确的是（　　）。

A．X 线锁骨下可见边缘模糊的云絮状阴影

B．是继发性肺结核病的早期病变

C．属非活动性结核病

D．镜下主要为大片干酪样坏死

E．病变以渗出为主

3．下列关于结核性胸膜炎的说法，正确的是（　　）。

A．以干性多见

B．湿性结核性胸膜炎多见于年轻人

C．干性结核性胸膜炎病变多局限

D．湿性结核性胸膜炎的病变主要表现为浆液纤维素性炎

E．干性结核性胸膜炎又称渗出性结核性胸膜炎

4. 下列关于慢性细菌性痢疾的说法，正确的是（ ）。

A. 可致肠腔狭窄　　B. 肠壁可出现不规则增厚、变硬

C. 常由急性菌痢转变而来　　D. 肠道病变和症状常不明显

E. 病程多为 1～2 周

三、判断题

1. 成人肺结核主要经支气管播散。（ ）

2. 慢性纤维空洞型肺结核镜下观，洞壁内层为结核性肉芽组织，外层为纤维结缔组织。（ ）

3. 急性细菌性痢疾的病变是大肠的急性纤维素性炎，常伴有溃疡形成。（ ）

4. 慢性细菌性痢疾可出现腹泻和便秘交替出现的肠道症状。（ ）

四、填空题

1. ___________是继发性肺结核病中最常见的类型。

2. 根据肠道炎症特征、全身变化和临床经过的不同，细菌性痢疾分为___________、___________、___________三种类型。

五、名词解释

细菌性痢疾

六、简答题

1. 简述原发性肺结核病的病理变化。

2. 简述慢性细菌性痢疾的病理变化和病理临床联系。

七、综合应用题

患者，男，19 岁。3 天前与朋友在餐馆用餐时食用了不太新鲜的螃蟹，当天晚上开始出现腹痛、腹泻、水样便，后转为黏液脓血便，大便有排不尽的坠胀感觉，遂来医院就诊。粪便化验结果显示痢疾杆菌阳性。

请问：

1. 该患者最可能的诊断是什么？

2. 试述该病的病理临床联系。

第十一章 水、电解质代谢紊乱

学必知·考纲要求

1．脱水：高渗性、低渗性和等渗性脱水的概念、原因。

2．水肿：概念；发生机制。

3．高钾血症：概念；原因。

4．低钾血症：概念；原因。

划重点·考点梳理

考点1 脱水

1．高渗性脱水

（1）概念

高渗性脱水是指失水大于失钠，血清钠浓度＞150 mmol/L，血浆渗透压＞310 mmol/L，细胞内、外液量均减少，又称低容量性高钠血症。

（2）原因

1）水摄入不足。

2）水丢失过多：① 经肾丢失，如尿崩症患者、使用大量脱水剂等。② 经呼吸道丢失，如癔症、代谢性酸中毒等引起的过度通气。③ 经皮肤丢失，如剧烈运动、高热、甲状腺功能亢进等。④ 经胃肠道丢失，如呕吐、腹泻、消化道引流等。

（3）对机体的影响

高渗性脱水对机体的影响主要有口渴、尿量减少、细胞内液向细胞外转移、中枢神经系统功能障碍、脱水热。

2. 低渗性脱水

（1）概念

低渗性脱水是指失钠大于失水，血清钠浓度＜130 mmol/L，血浆渗透压＜280 mmol/L，伴有细胞外液量减少，又称为低容量性低钠血症。

（2）原因

① 肾性因素：长期连续使用利尿剂、肾实质性疾病、肾小管酸中毒、肾上腺皮质功能不全等因素，使肾小管对钠重吸收减少，导致 Na^+排出增多。② 肾外性因素：呕吐、腹泻或胃肠引流丢失大量消化液，大量出汗、大面积烧伤、大量抽取胸腔积液或腹水后仅补水而未补钠盐。

（3）对机体的影响

低渗性脱水对机体的影响主要有细胞外液明显减少，易发生休克；有明显的脱水表现；中枢神经系统功能紊乱等。

3. 等渗性脱水

（1）概念

等渗性脱水是指水、钠等比例丢失，血清钠浓度为 130～150 mmol/L，血浆渗透压为 280～310 mmol/L。

（2）原因

任何等渗液体大量丢失所造成的细胞外液减少，短期内均属等渗性脱水，如严重呕吐、腹泻、小肠瘘、大面积烧伤、创伤、大量胸腔积液和腹水的形成及抽放等。

（3）对机体的影响

等渗性脱水如果不及时处理，因皮肤水分蒸发、呼吸等途径不断丢失水可转变为高渗性脱水；如果处理不当（仅补水而未补盐）可转为低渗性脱水。

考点 2　水肿

1. 概念

过多的液体在组织间隙或体腔中积聚称为水肿。

2. 发生机制

（1）血管内、外液体交换失衡——组织液生成大于回流

① 毛细血管流体静压增高：可导致有效流体静压增高，使有效滤过压增大，组织液生成增多，引起水肿的发生。毛细血管流体静压增高的常见原因是静脉压增高。② 血浆胶体渗透压降低：当血浆白蛋白减少时，血浆胶体渗透压下降，使有效滤过压增大，组织

液生成增多，可发生水肿。引起血浆白蛋白减少的原因主要有蛋白质合成障碍、蛋白质丢失过多、蛋白质分解代谢增强。③ 微血管壁通透性增加：当感染、烧伤、冻伤等因素使微血管壁的通透性增加时，血浆蛋白滤出增多，使血浆胶体渗透压降低而组织液胶体渗透压增高，导致组织液滤出增加、回流减少，而发生水肿。④ 淋巴回流受阻：淋巴回流受阻时，含蛋白的水肿液在组织间隙积聚，形成淋巴性水肿。

（2）机体内、外液体交换失衡——钠、水潴留

① 肾小球滤过率下降：当肾小球滤过减少，不伴有肾小管重吸收相应减少时，导致钠、水潴留。常见原因有广泛的肾小球病变、有效循环血量明显减少。② 肾近曲小管重吸收钠、水增加：充血性心力衰竭、肾病综合征时，肾小球滤过率升高，流入肾小管周围毛细血管的血液中蛋白和血浆胶体渗透压也相应升高，使近曲肾小管重吸收钠、水增多；有效循环血量明显减少时，使心房钠尿肽分泌减少，近曲肾小管重吸收钠、水增多。③ 肾远曲小管和集合管重吸收钠、水增加：充血性心力衰竭、肾病综合征、肝硬化等，引起有效循环血量减少，使醛固酮和抗利尿激素分泌增加，促进肾远曲小管和集合管对水、钠的重吸收，引起水、钠潴留。

3. 特点

（1）大体特点

发生水肿的组织或器官体积增大、重量增加、包膜紧张、功能下降。皮下水肿时，液体在皮下组织间隙大量积聚，用手指按压时可出现凹陷，称为凹陷性水肿，又称显性水肿。水肿患者在出现凹陷之前已有组织液的增多，称隐性水肿。

（2）分布特点

心源性水肿首先出现于身体的下垂部位，如下肢，尤其是脚踝部明显；肾性水肿首先出现于面部，尤其是眼睑等疏松部位；肝源性水肿主要表现为腹水。

考点 3　高钾血症

1. 概念

高钾血症是指血清钾浓度高于 5.5 mmol/L。

2. 原因

（1）钾摄入过多

如经静脉输入过多钾盐或输入大量库存血。

（2）钾排出减少

钾排出减少主要是肾排钾减少，是引起高钾血症最主要的原因。常见于急性或慢性肾

功能衰竭、醛固酮分泌减少或机体对醛固酮的反应低下、长期使用保钾利尿剂等。

（3）细胞内钾向细胞外转移

细胞内钾向细胞外转移主要见于酸中毒，高血糖合并胰岛素不足，β 受体阻断剂、洋地黄类药物等的使用，组织分解（如溶血和挤压综合征），缺氧，遗传性高钾血症型周期性瘫痪等。

考点 4　低钾血症

1. 概念

低钾血症是指血清钾浓度低于 3.5 mmol/L。

2. 原因

（1）钾摄入不足

钾摄入不足见于长期不能进食或不愿进食者。

（2）钾丢失过多

钾丢失过多是低钾血症最常见的原因。常见于：① 经消化道失钾，主要见于严重呕吐、腹泻、胃肠减压及肠瘘等。② 经肾失钾，长期大量应用排钾利尿剂、原发性和继发性醛固酮增多症、各种肾脏疾病等，均可使肾脏排钾增多。③ 经皮肤失钾，大量出汗丢失较多的钾，未及时补充引起低钾血症。

（3）细胞外钾转入细胞内

细胞外钾转入细胞内主要见于碱中毒、某些药物（如 β 受体激动剂、沙丁胺醇等）的使用、过量胰岛素使用、某些毒物（如钡、粗制棉籽油）中毒、遗传性低钾血症型周期性瘫痪等。

学而思·依图自检

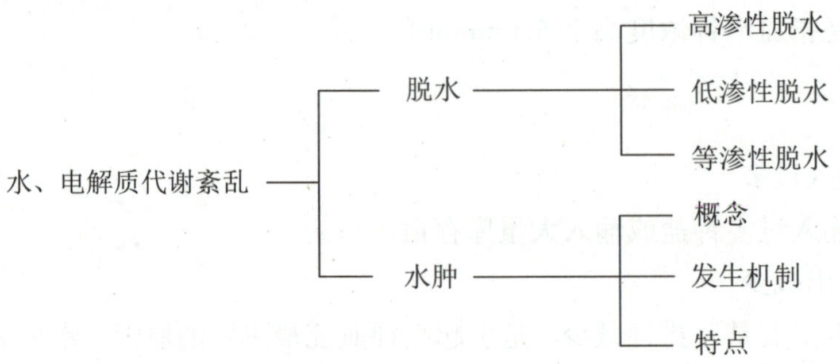

- 水、电解质代谢紊乱
  - 高钾血症
    - 概念
    - 原因
  - 低钾血症
    - 概念
    - 原因

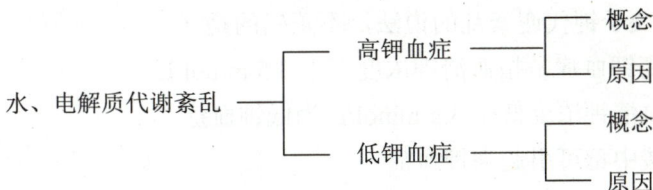

名师帮·例题详解

一、单项选择题

【例1】等渗性脱水患者的血浆渗透压为（　　）。

A．＞310 mmol/L　　B．280～310 mmol/L

C．＞280 mmol/L　　D．＜310 mmol/L

【解析】本题考查等渗性脱水的血浆渗透压。等渗性脱水是指水、钠等比例丢失，血清钠浓度为130～150 mmol/L，血浆渗透压为280～310 mmol/L。故正确答案为B。

【例2】高渗性脱水患者的血浆渗透压为（　　）。

A．＞310 mmol/L　　B．280～310 mmol/L

C．＞280 mmol/L　　D．＜310 mmol/L

【解析】本题考查高渗性脱水的血浆渗透压。高渗性脱水是指失水大于失钠，血清钠浓度＞150 mmol/L，血浆渗透压＞310 mmol/L，细胞内、外液量均减少，又称低容量性高钠血症。故正确答案为A。

【例3】低渗性脱水患者的血清钠浓度为（　　）。

A．＜130 mmol/L　　B．＞130 mmol/L

C．130～150 mmol/L　　D．＞150 mmol/L

【解析】本题考查低渗性脱水的血清钠浓度。低渗性脱水是指失钠大于失水，血清钠浓度＜130 mmol/L，血浆渗透压＜280 mmol/L，伴有细胞外液量减少，又称为低容量性低钠血症。故正确答案为A。

【例4】某男性近日无明显诱因出现晨起后眼睑、面部浮肿。考虑其为（　　）。

A．肝性水肿　　B．心性水肿

C．肾性水肿　　D．肺水肿

【解析】本题考查水肿的分布特点。心源性水肿首先出现于身体的下垂部位，如下肢，尤其是脚踝部明显；肾性水肿首先出现于面部，尤其是眼睑等疏松部位；肝源性水肿主要表现为腹水。故正确答案为C。

【例 5】下列关于钾代谢紊乱的说法，不正确的是（　　）。

A．高钾血症是指血清钾浓度高于 3.5 mmol/L

B．血清钾浓度低于 3.5 mmol/L 为低钾血症

C．酸中毒可引起高钾血症

D．急性碱中毒常引起低钾血症

【解析】本题考查钾代谢紊乱的相关知识。高钾血症是指血清钾浓度高于 5.5 mmol/L，低钾血症是指血清钾浓度低于 3.5 mmol/L。酸中毒时，细胞内钾向细胞外转移，引起高钾血症；碱中毒时，细胞外钾转入细胞内，引起低钾血症。此题为选非题，故正确答案为 A。

【例 6】细胞内的钾转移到细胞外引起高钾血症可见于（　　）。

A．碱中毒　　B．静脉输入大量葡萄糖

C．静脉输入大量胰岛素　　D．溶血

【解析】本题考查高钾血症发生的原因。酸中毒，高血糖合并胰岛素不足，β 受体阻断剂、洋地黄类药物等的使用，组织分解（如溶血和挤压综合征），缺氧，遗传性高钾血症型周期性瘫痪等均可导致细胞内钾转移到细胞外，引起高钾血症。故正确答案为 D。

二、多项选择题

【例 1】下列关于等渗性脱水的说法，正确的是（　　）。

A．水、钠等比例丢失　　B．尿量正常

C．无口渴感　　D．血清钠浓度＜130 mmol/L

E．血浆渗透压为 280～310 mmol/L

【解析】本题考查等渗性脱水的相关知识。等渗性脱水是指水、钠等比例丢失，血清钠浓度为 130～150 mmol/L，血浆渗透压为 280～310 mmol/L。单纯性的等渗性脱水临床上很少见，常因处理不当或不进行处理而转变为低渗性脱水或高渗性脱水。故正确答案为 AE。

【例 2】低渗性脱水的原因有（　　）。

A．大量出汗　　B．长期连续使用利尿剂

C．高热　　D．大量呕吐

E．尿崩症

【解析】本题考查低渗性脱水的原因。低渗性脱水的原因包括肾性因素和肾外性因素。① 肾性因素：长期连续使用利尿剂、肾实质性疾病、肾小管酸中毒、肾上腺皮质功能不全等因素，使肾小管对钠重吸收减少，导致 Na^+排出增多。② 肾外性因素：呕吐、腹泻或胃肠引流丢失大量消化液，大量出汗、大面积烧伤、大量抽取胸腔积液或腹水后仅补水而未补钠盐。故正确答案为 ABD。

【例 3】引起细胞外钾向细胞内转移而致钾缺乏的因素有（　　）。

A．酸中毒　　B．钡中毒

C．碱中毒　　D．胰岛素分泌不足

E．过量使用胰岛素

【解析】本题考查低钾血症发生的原因。碱中毒、某些药物（如β受体激动剂、沙丁胺醇等）的使用、过量胰岛素使用、某些毒物（如钡、粗制棉籽油）中毒、遗传性低钾血症型周期性瘫痪等，可使细胞外钾转入细胞内，引起低钾血症。故正确答案为BCE。

三、判断题

【例 1】低渗性脱水又称为低容量性低钠血症。（　　）

【解析】本题考查低渗性脱水的概念。低渗性脱水是指失钠大于失水，血清钠浓度＜130 mmol/L，血浆渗透压＜280 mmol/L，伴有细胞外液量减少，又称为低容量性低钠血症。故此题说法正确。

【例 2】过多的液体在组织间隙或体腔中积聚称为水肿。（　　）

【解析】本题考查水肿的概念。过多的液体在组织间隙或体腔中积聚称为水肿。故此题说法正确。

【例 3】低钾血症是指血清钾浓度低于 5.5 mmoL/L。（　　）

【解析】本题考查低钾血症的概念。低钾血症是指血清钾浓度低于 3.5 mmol/L。故此题说法错误。

四、填空题

【例 1】根据脱水时伴有的血钠或渗透压的变化，可将其分为________、________、________。

【解析】本题考查脱水的类型。脱水是各种原因造成人体大量丧失水和钠，引起细胞外液减少并出现一系列功能代谢变化的临床症候群。根据脱水时伴有的血钠或渗透压的变化，可分为高渗性脱水、低渗性脱水和等渗性脱水。故空处应依次填入：高渗性脱水、低渗性脱水、等渗性脱水。

【例 2】水肿的发生机制包括：血管内、外液体交换失衡——__________，机体内、外液体交换失衡——__________。

【解析】本题考查水肿的发生机制。水肿是指过多的液体在组织间隙或体腔中积聚。其发生机制有血管内、外液体交换失衡——组织液生成大于回流，机体内、外液体交换失衡——钠、水潴留。故空处应依次填入：组织液生成大于回流，钠、水潴留。

五、名词解释

【例 1】等渗性脱水

【解析】本题考查等渗性脱水的概念。答案如下：

等渗性脱水是指水、钠等比例丢失，血清钠浓度为 130～150 mmol/L，血浆渗透压为 280～310 mmol/L。

【例 2】低钾血症

【解析】本题考查低钾血症的概念。答案如下：

低钾血症是指血清钾浓度低于 3.5 mmol/L。

六、简答题

【例 1】高渗性脱水的原因有哪些？

【解析】本题考查高渗性脱水的原因。答案如下：

（1）水摄入不足。

（2）水丢失过多：① 经肾丢失，如尿崩症患者、使用大量脱水剂等。② 经呼吸道丢失，如癔症、代谢性酸中毒等引起的过度通气。③ 经皮肤丢失，如剧烈运动、高热、甲状腺功能亢进等。④ 经胃肠道丢失，如呕吐、腹泻、消化道引流等。

【例 2】简述水肿的发生机制。

【解析】本题考查水肿的发生机制。答案如下：

（1）血管内、外液体交换失衡——组织液生成大于回流：① 毛细血管流体静压增高，使有效滤过压增大，组织液生成增多，引起水肿的发生。② 血浆胶体渗透压降低，使有效滤过压增大，组织液生成增多，可发生水肿。③ 微血管壁通透性增加，血浆蛋白滤出增多，使血浆胶体渗透压降低而组织液胶体渗透压增高，导致组织液滤出增加、回流减少，而发生水肿。④ 淋巴回流受阻，含蛋白的水肿液在组织间隙积聚，形成淋巴性水肿。

（2）机体内、外液体交换失衡——钠、水潴留：① 肾小球滤过率下降，不伴有肾小管重吸收相应减少时，导致钠、水潴留。② 肾近曲小管重吸收钠、水增加。③ 肾远曲小管和集合管重吸收钠、水增加，引起水、钠潴留。

七、综合应用题

【例】患儿，男，15 个月，因呕吐、腹泻 4 天入院。发病以来，每天腹泻 6～8 次，水样便，呕吐 4 次，不能进食，每日补 5%葡萄糖溶液 1 000 mL，尿量减少，腹胀。查体：精神萎靡，体温 37.5 ℃，血压 86/50 mmHg；脉搏速弱，150 次/分；呼吸浅快，55 次/分；

皮肤弹性减退，两眼凹陷，前囟下陷，腹胀，肠鸣音减弱，腹壁反射消失，膝反射迟钝，四肢凉。实验室检查：血清 Na^+ 125 mmol/L，血清 K^+ 3.2 mmol/L。

请问：

该患儿发生了何种水、电解质代谢紊乱？依据是什么？

【解析】本题考查低渗性脱水和低钾血症的相关知识。答案如下：

（1）低渗性脱水。依据：呕吐、腹泻 4 天入院，不能进食，大量失液，但是只补充了葡萄糖溶液，从等渗性脱水转变为低渗性脱水；皮肤弹性减退，两眼凹陷，前囟下陷，为脱水的表现；血清 Na^+ 125 mmol/L，小于 130 mmol/L。

（2）低钾血症。依据：呕吐、腹泻，不能进食，导致经消化道失钾；精神萎靡，腹胀，肠鸣音减弱，腹壁反射消失，膝反射迟钝，为低钾血症的表现；血清 K^+ 3.2 mmol/L，小于 3.5 mmol/L。

求突破·强化训练

一、单项选择题

1. 某患者剧烈呕吐、腹泻，并伴有高热（39.5 ℃），若不做任何处理，可能会导致（　　）。

A．高渗性脱水　　B．等渗性脱水

C．低渗性脱水　　D．水中毒

2. 高渗性脱水患者的血清钠浓度为（　　）。

A．＜130 mmol/L　　B．＞130 mmol/L

C．130～150 mmol/L　　D．＞150 mmol/L

3. 低渗性脱水患者的血浆渗透压为（　　）。

A．＞310 mmol/L　　B．280～310 mmol/L

C．＜280 mmol/L　　D．＜310 mmol/L

4. 各种炎症引起水肿的机制主要是（　　）。

A．毛细血管流体静压升高　　B．血浆胶体渗透压降低

C．微血管壁通透性增加　　D．淋巴回流受阻

5. 心性水肿首先出现于（　　）。

A．面部　　B．腹部

C．身体下垂部位　　D．眼睑

6. 所谓隐性水肿是指（　　）。

A．存在发生水肿可能性的一种病理状态

B. 局部水肿的一种类型

C. 可与凹陷性水肿同时存在的一种伴随现象

D. 全身性水肿早期，无明显皮肤性状改变时，对水肿的一种命名方式

7. 下列选项中，不是低钾血症的原因的是（ ）。

A. 长期使用排钾利尿剂　　B. 输入大量库存血

C. 禁食　　D. 原发性醛固酮增多症

二、多项选择题

1. 水肿的发生机制有（ ）。

A. 淋巴回流受阻　　B. 肾小球滤过率下降

C. 微血管壁通透性增加　　D. 血浆胶体渗透压降低

E. 毛细血管流体静压增高

2. 细胞内的钾转移到细胞外引起高钾血症可见于（ ）。

A. 酸中毒　　B. 胰岛素分泌不足

C. 静脉输入大量胰岛素　　D. 溶血

E. 挤压综合征

三、判断题

1. 高渗性脱水是失水大于失钠，仅有细胞外液量减少。（ ）

2. 等渗性脱水时，如果仅补水未补盐，可转为低渗性脱水。（ ）

3. 钾摄入不足是低钾血症最常见的原因。（ ）

四、填空题

1. 血清钾浓度高于__________称为高钾血症，血清钾浓度低于__________称为低钾血症。

2. 过多的液体在组织间隙或体腔中积聚称为__________。

五、名词解释

高渗性脱水

六、简答题

1．低渗性脱水的原因有哪些？

2．简述高钾血症的原因。

七、综合应用题

患者，男，40 岁，呕吐、腹泻伴发热 3 天，口渴、尿少 1 天入院。查体：体温 38.2 ℃，血压 110/80 mmHg，汗少，皮肤、黏膜干燥。实验室检查：血 Na^+ 155 mmol/L，血浆渗透压 320 mmol/L。入院后立即给予静脉滴注 5%葡萄糖 2 500 mL/天和抗生素等。2 天后，患者体温、尿量恢复正常，出现眼窝凹陷、皮肤弹性降低、头晕、厌食、四肢软弱无力、肠鸣音减弱。查体：脉搏 100 次/分，血压 72/50 mmHg。实验室检查：血清 Na^+ 120 mmol/L，血浆渗透压 255 mmol/L。

请问：

1．该患者入院时发生了何种水、电解质代谢紊乱？依据是什么？

2．该患者经治疗后发生了何种水、电解质代谢紊乱？原因是什么？

第十二章 酸碱平衡紊乱

学必知·考纲要求

1. 呼吸性酸中毒、碱中毒：概念；原因。
2. 代谢性酸中毒、碱中毒：概念；原因。
3. 混合型酸碱平衡紊乱。

划重点·考点梳理

考点1 呼吸性酸中毒

1. 概念

呼吸性酸中毒是指以血浆中 H_2CO_3 原发性增高为特征的酸碱平衡紊乱。

2. 原因

（1）CO_2 排出减少

CO_2 排出减少多见于呼吸中枢抑制、呼吸肌麻痹、呼吸道阻塞、肺部疾患、胸廓病变等导致的肺通气功能障碍，使体内 CO_2 潴留。

（2）CO_2 吸入过多

CO_2 吸入过多多见于通风不良的环境（如坑道、矿井等）或呼吸机使用不当等。

考点2 呼吸性碱中毒

1. 概念

由血浆中 H_2CO_3 原发性降低，使 pH 升高导致的酸碱平衡紊乱，称为呼吸性碱中毒。

2. 原因

① 低氧血症：如高原缺氧、肺炎、肺水肿等。② 中枢神经系统疾病：如脑炎、脑瘤、脑血管意外等刺激呼吸中枢，引起过度通气。③ 机体代谢旺盛：见于高热、甲状腺功能亢进等，引起呼吸中枢兴奋，使肺通气过度。④ 药物刺激：大剂量应用水杨酸等可兴奋呼吸中枢，使肺通气增强。⑤ 精神性过度通气：癔症发作时可出现呼吸过快过深，使 CO_2 排出过多。⑥ 呼吸机使用不当：使用呼吸机时因通气量过大而引起 CO_2 排出过多。

考点 3　代谢性酸中毒

1. 概念

由血浆中 HCO_3^- 原发性减少，使 pH 降低导致的酸碱平衡紊乱，称为代谢性酸中毒。

2. 原因

（1）HCO_3^- 丢失过多

① 严重腹泻、肠瘘、胆瘘、小肠瘘或长期肠道引流等，使含有 HCO_3^- 的碱性消化液大量丢失。② 肾上腺皮质功能减退或碳酸酐酶抑制剂的长期使用，使肾小管上皮细胞对 HCO_3^- 的重吸收减少，导致 HCO_3^- 经肾脏丢失增多。

（2）HCO_3^- 消耗过多

① 酸性物质摄入过多，如大量服用水杨酸等酸性药物。② 酸性物质生成过多，如机体缺氧时产生的乳酸性酸中毒，糖尿病、酒精中毒、严重饥饿时引起的酮症酸中毒等。③ 肾排酸功能障碍，多见于急、慢性肾衰竭患者，由于肾小球滤过率降低，机体代谢产生的固定酸不能充分地随尿排出而潴留在体内。

考点 4　代谢性碱中毒

1. 概念

由血浆中 HCO_3^- 原发性增多导致的酸碱平衡紊乱，称为代谢性碱中毒。

2. 原因

（1）酸性物质丢失过多

如严重呕吐、胃肠减压等导致的胃液大量丢失；肾上腺皮质激素分泌过多或利尿剂使用不当，导致肾小管对 H^+ 的排泌作用加强。

（2）碱性物质摄入过多

碱性物质摄入过多常见于口服或输入过多碳酸氢钠，大量输入含枸橼酸盐的库存血。

（3）低钾血症

低钾血症时，因细胞外液 K^+浓度降低，细胞内 K^+向细胞外转移，与细胞外 H^+交换，引起细胞内酸中毒和细胞外碱中毒。

考点 5　混合型酸碱平衡紊乱

混合型酸碱平衡紊乱是指同一患者有两种或两种以上单纯型酸碱平衡紊乱并存。当两种酸碱平衡紊乱的 pH 向同一方向移动时，称为酸碱一致型或相加型酸碱平衡紊乱；如果是一种酸中毒与一种碱中毒合并存在，其 pH 向相反的方向移动，称为酸碱混合型或相消型酸碱平衡紊乱。按其组合的状态可分为双重型酸碱平衡紊乱和三重型酸碱平衡紊乱（见表 12-1）。

表 12-1　混合型酸碱平衡紊乱的主要类型

双重型酸碱平衡紊乱	三重型酸碱平衡紊乱
呼吸性酸中毒合并代谢性酸中毒	呼吸性酸中毒合并代谢性酸中毒加代谢性碱中毒
呼吸性酸中毒合并代谢性碱中毒	呼吸性碱中毒合并代谢性酸中毒加代谢性碱中毒
呼吸性碱中毒合并代谢性酸中毒	
呼吸性碱中毒合并代谢性碱中毒	
代谢性酸中毒合并代谢性碱中毒	

学而思·依图自检

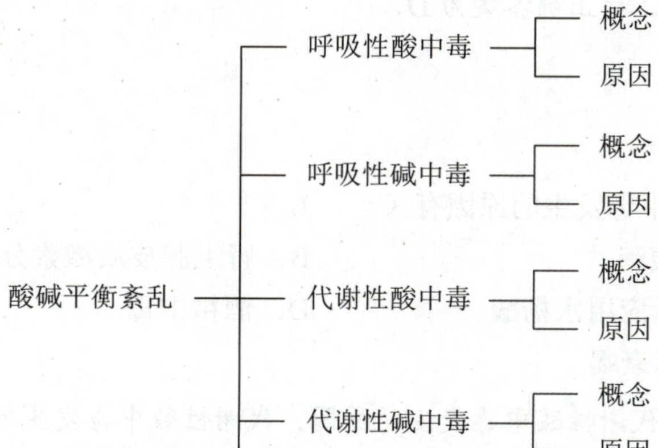

名师帮·例题详解

一、单项选择题

【例 1】呼吸性酸中毒发生的原因不包括（　　）。

A. 呼吸道阻塞　　B. 肺泡弥散功能障碍

C. 肺通气功能障碍　　D. 通气不良

【解析】本题考查呼吸性酸中毒发生的原因。呼吸性酸中毒发生的原因主要包括：① CO_2 排出减少，多见于呼吸中枢抑制、呼吸肌麻痹、呼吸道阻塞、肺部疾患、胸廓病变等导致的肺通气功能障碍，使体内 CO_2 潴留。② CO_2 吸入过多，多见于通风不良的环境（如坑道、矿井等）或呼吸机使用不当等。此题为选非题，故正确答案为 B。

【例 2】以血浆 H_2CO_3 原发性降低为特征的酸碱平衡紊乱是（　　）。

A. 呼吸性酸中毒　　B. 呼吸性碱中毒

C. 代谢性酸中毒　　D. 代谢性碱中毒

【解析】本题考查呼吸性碱中毒的概念。呼吸性碱中毒是指血浆中 H_2CO_3 原发性降低，使 pH 升高导致的酸碱平衡紊乱。故正确答案为 B。

【例 3】以血浆 HCO_3^- 原发性增多为特征的酸碱平衡紊乱是（　　）。

A. 呼吸性酸中毒　　B. 呼吸性碱中毒

C. 代谢性酸中毒　　D. 代谢性碱中毒

【解析】本题考查代谢性碱中毒的概念。代谢性碱中毒是指血浆中 HCO_3^- 原发性增多导致的酸碱平衡紊乱。故正确答案为 D。

二、多项选择题

【例 1】代谢性酸中毒发生的原因有（　　）。

A. 严重腹泻　　B. 肾上腺皮质激素分泌过多

C. 大剂量应用水杨酸　　D. 酒精中毒

E. 慢性肾衰竭

【解析】本题考查代谢性酸中毒发生的原因。代谢性酸中毒发生的原因有 HCO_3^- 丢失过多和 HCO_3^- 消耗过多。HCO_3^- 丢失过多见于：① 严重腹泻、肠瘘、胆瘘、小肠瘘或长期肠道引流等；② 肾上腺皮质功能减退或碳酸酐酶抑制剂的长期使用。HCO_3^- 消耗过多见于：① 酸性物质摄入过多，如大量服用水杨酸等酸性药物；② 酸性物质生成过多，如机体缺氧时产生的乳酸性酸中毒，糖尿病、酒精中毒、严重饥饿时引起的酮症酸中毒等；③ 肾排酸功能障碍，多见于急、慢性肾衰竭患者。故正确答案为ACDE。

【例2】混合型酸碱平衡紊乱的类型包括（ ）。

A．呼吸性酸中毒合并代谢性酸中毒

B．呼吸性酸中毒合并呼吸性碱中毒

C．呼吸性酸中毒合并代谢性碱中毒

D．呼吸性碱中毒合并代谢性碱中毒

E．呼吸性酸中毒合并代谢性酸中毒加代谢性碱中毒

【解析】本题考查混合型酸碱平衡紊乱的类型。混合型酸碱平衡紊乱按其组合的状态分为双重型酸碱平衡紊乱和三重型酸碱平衡紊乱。其中，双重型酸碱平衡紊乱包括呼吸性酸中毒合并代谢性酸中毒、呼吸性酸中毒合并代谢性碱中毒、呼吸性碱中毒合并代谢性酸中毒、呼吸性碱中毒合并代谢性碱中毒、代谢性酸中毒合并代谢性碱中毒，三重型酸碱平衡紊乱包括呼吸性酸中毒合并代谢性酸中毒加代谢性碱中毒、呼吸性碱中毒合并代谢性酸中毒加代谢性碱中毒。故正确答案为ACDE。

三、判断题

【例1】使用呼吸机时，通气量过大可引起呼吸性碱中毒；通气量过小可引起呼吸性酸中毒。（ ）

【解析】本题考查呼吸性酸中毒、呼吸性碱中毒的发生与呼吸机使用情况的关系。使用呼吸机时，如果通气量过大，引起CO_2排出过多，可导致呼吸性碱中毒；如果通气量过小，引起CO_2排出过少，可导致呼吸性酸中毒。故此题说法正确。

【例2】当两种酸碱平衡紊乱的pH向同一方向移动时，称为酸碱混合型或相消型酸碱平衡紊乱。（ ）

【解析】本题考查混合型酸碱平衡紊乱。混合型酸碱平衡紊乱是指同一患者有两种或两种以上单纯型酸碱平衡紊乱并存。当两种酸碱平衡紊乱的pH向同一方向移动时，称为酸碱一致型或相加型酸碱平衡紊乱；如果是一种酸中毒与一种碱中毒合并存在，其pH向相反的方向移动，称为酸碱混合型或相消型酸碱平衡紊乱。故此题说法错误。

四、填空题

【例1】大量输入含枸橼酸盐的库存血较易出现的酸碱平衡紊乱的类型是______。

【解析】本题考查代谢性碱中毒的原因。代谢性碱中毒的原因包括酸性物质丢失过多、碱性物质摄入过多和低钾血症。其中，碱性物质摄入过多常见于口服或输入过多碳酸

氢钠，大量输入含枸橼酸盐的库存血。故空处应填入：代谢性碱中毒。

【例 2】三重型酸碱平衡紊乱的类型有________、________。

【解析】本题考查三重型酸碱平衡紊乱的类型。混合型酸碱平衡紊乱按其组合的状态分为双重型酸碱平衡紊乱和三重型酸碱平衡紊乱。其中，三重型酸碱平衡紊乱分为呼吸性酸中毒合并代谢性酸中毒加代谢性碱中毒、呼吸性碱中毒合并代谢性酸中毒加代谢性碱中毒。故空处应依次填入：呼吸性酸中毒合并代谢性酸中毒加代谢性碱中毒、呼吸性碱中毒合并代谢性酸中毒加代谢性碱中毒。

五、名词解释

【例 1】代谢性酸中毒

【解析】本题考查代谢性酸中毒的概念。答案如下：

代谢性酸中毒是指由血浆中 HCO_3^- 原发性减少，使 pH 降低导致的酸碱平衡紊乱。

【例 2】混合型酸碱平衡紊乱

【解析】本题考查混合型酸碱平衡紊乱的概念。答案如下：

混合型酸碱平衡紊乱是指同一患者有两种或两种以上单纯型酸碱平衡紊乱并存。

六、简答题

【例 1】简述呼吸性碱中毒发生的原因。

【解析】本题考查呼吸性碱中毒发生的原因。答案如下：

（1）低氧血症：如高原缺氧、肺炎、肺水肿等。

（2）中枢神经系统疾病：如脑炎、脑瘤、脑血管意外等刺激呼吸中枢，引起过度通气。

（3）机体代谢旺盛：见于高热、甲状腺功能亢进等，引起呼吸中枢兴奋，使肺通气过度。

（4）药物刺激：大剂量应用水杨酸等可兴奋呼吸中枢，使肺通气增强。

（5）精神性过度通气：癔症发作时可出现呼吸过快过深，使 CO_2 排出过多。

（6）呼吸机使用不当：使用呼吸机时因通气量过大而引起 CO_2 排出过多。

【例 2】简述代谢性酸中毒发生的原因。

【解析】本题考查代谢性酸中毒发生的原因。答案如下：

（1）HCO_3^- 丢失过多：① 严重腹泻、肠瘘、胆瘘、小肠瘘或长期肠道引流等，使含有 HCO_3^- 的碱性消化液大量丢失。② 肾上腺皮质功能减退或碳酸酐酶抑制剂的长期使用，使肾小管上皮细胞对 HCO_3^- 的重吸收减少，导致 HCO_3^- 经肾脏丢失增多。

（2）HCO_3^-消耗过多：① 酸性物质摄入过多，如大量服用水杨酸等酸性药物。② 酸性物质生成过多，如机体缺氧时产生的乳酸性酸中毒，糖尿病、酒精中毒、严重饥饿时引起的酮症酸中毒等。③ 肾排酸功能障碍，多见于急、慢性肾衰竭患者，由于肾小球滤过率降低，机体代谢产生的固定酸不能充分地随尿排出而潴留在体内。

求突破·强化训练

一、单项选择题

1．以血浆H_2CO_3原发性增高为特征的酸碱平衡紊乱是（　　）。

A．呼吸性酸中毒　　B．呼吸性碱中毒

C．代谢性酸中毒　　D．代谢性碱中毒

2．代谢性酸中毒发生的原因不包括（　　）。

A．酒精中毒　　B．严重饥饿

C．糖尿病　　D．过度换气

3．在混合型酸碱平衡紊乱中，不可能出现的类型是（　　）。

A．呼吸性酸中毒合并代谢性酸中毒

B．呼吸性碱中毒合并代谢性碱中毒

C．呼吸性酸中毒合并代谢性碱中毒

D．呼吸性酸中毒合并呼吸性碱中毒

二、多项选择题

1．呼吸性酸中毒发生的原因有（　　）。

A．呼吸道阻塞　　B．大剂量应用水杨酸

C．呼吸肌麻痹　　D．通风不良

E．使用呼吸机时通气量过大

2．$PaCO_2$高于正常值可能是（　　）。

A．代谢性酸中毒　　B．代谢性碱中毒

C．呼吸性酸中毒　　D．呼吸性碱中毒

E．呼吸性酸中毒合并代谢性酸中毒

三、判断题

1．由于血浆中 H_2CO_3 原发性降低，使 pH 升高导致的酸碱平衡紊乱，称为呼吸性碱中毒。（　　）

2．高钾血症可引起代谢性碱中毒。（　　）

四、填空题

1．因肺通气功能障碍使体内 CO_2 潴留，可导致________；因肺通气过度使 CO_2 排出过多，血浆中 H_2CO_3 含量降低，可导致________。

2．持续大量呕吐可导致________；严重腹泻可导致________。

五、名词解释

1．呼吸性酸中毒　　　　2．代谢性碱中毒

六、简答题

1．简述呼吸性酸中毒发生的原因。

2．简述代谢性碱中毒的原因。

第十三章　发　热

学必知·考纲要求

1．发热的概念。
2．发热的原因。
3．发热的分期及特征。
4．发热的分型及临床应用。

划重点·考点梳理

考点1　发热的概念

发热是指机体在致热原的作用下，体温调节中枢的调定点上移而引起的调节性体温升高，是一种主动性体温升高。

考点2　发热的原因

1．发热激活物

发热激活物是指能够激活体内产内生致热原细胞，使其产生和释放内生致热原的物质。

发热激活物包括外致热原和某些体内产物。① 外致热原：来自体外的致热物质。主要包括病原体（细菌、病毒、真菌、螺旋体、疟原虫等）及其代谢产物。其中，革兰阴性菌的内毒素是最常见的外致热原。② 体内产物：包括抗原-抗体复合物、类固醇及大量被破坏的体内组织等。

2. 内生致热原

内生致热原是由体内产内生致热原细胞在发热激活物的作用下，产生和释放的能引起体温升高的物质。体内产内生致热原细胞包括单核细胞、巨噬细胞、内皮细胞、淋巴细胞、星状细胞、肿瘤细胞等，产生的内生致热原有白细胞介素-1、肿瘤坏死因子、干扰素、白细胞介素-6 等。

考点 3　发热的分期

1. 体温上升期

此期调定点上移，体温调节中枢发出指令，通过交感神经引起皮肤血管收缩、血流减少，竖毛肌收缩，导致皮肤温度降低和散热减少；同时指令到达产热器官，引起骨骼肌收缩和物质代谢加强，使产热增加。此期患者出现畏寒、寒战、皮肤苍白、起“鸡皮疙瘩”等临床表现。热代谢特点是产热增多，散热减少，体温上升。

2. 高热持续期

当体温升高到新调定点水平时，不再继续上升，而是在与新调定点相适应的高水平上波动，称为高热持续期。此期患者寒战停止，皮肤血管扩张，血流量增加，皮肤温度上升，有酷热感，寒冷感与鸡皮疙瘩消失，皮肤和口唇比较干燥。热代谢特点是产热和散热在高水平上保持相对平衡。

3. 体温下降期

随着病因的消除，体温调节中枢的调定点返回到正常水平。皮肤血管扩张，散热增强，产热减少，体温逐渐下降恢复到正常水平。此期患者主要临床表现为大量出汗，严重者可导致脱水，应注意补水和电解质。热代谢特点是散热增多，产热减少，体温下降。

考点 4　发热的分型

1. 根据体温升高程度分型

① 低热：37.2～38 ℃。
② 中热：38.1～39 ℃。
③ 高热：39.1～41 ℃。
④ 极高热：41 ℃以上。

2. 根据热型分型

热型是指将发热患者体温单上的各体温数值点连接形成的曲线。

（1）稽留热

稽留热的特点是体温持续在 39～40 ℃甚至更高水平，24 小时内波动不超过 1 ℃，常见于大叶性肺炎、伤寒等。

（2）弛张热

弛张热的特点是持续高热，24 小时内波动超过 1 ℃，可达 2～3 ℃，见于风湿热、败血症、化脓性炎症等。

（3）间歇热

间歇热的特点是体温骤升至 39 ℃以上，持续数小时后又迅速降至正常水平，每日或隔日反复一次，见于疟疾、急性肾盂肾炎等。

（4）回归热

回归热又称波浪热，特点是体温升至 39 ℃以上，数天后逐渐降至正常，持续数天后又逐渐升高，见于布鲁菌病、回归热等。

（5）不规则热

不规则热的特点是发热持续时间不定，体温波动范围及热型曲线无规律，见于结核病、小叶性肺炎等。

学而思 · 依图自检

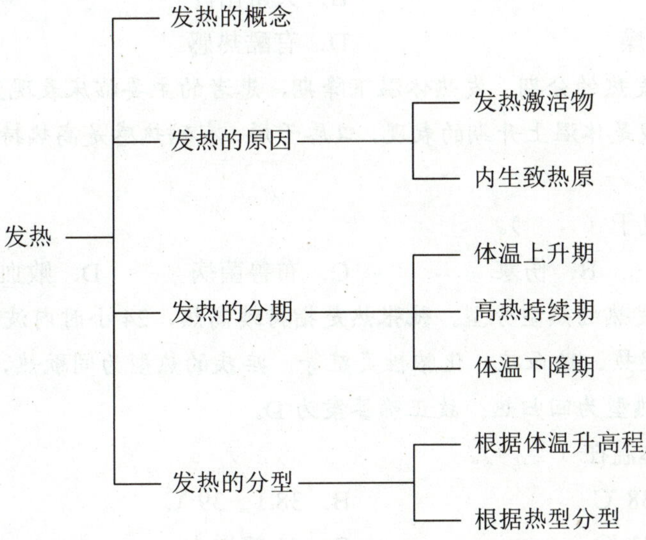

名师帮·例题详解

一、单项选择题

【例 1】发热的正确概念是（　　）。

A. 体温超过正常值 0.5 ℃

B. 产热大于散热

C. 由体温调节中枢功能障碍引起

D. 由体温调节中枢调定点上移引起

【解析】本题考查发热的概念。发热是指机体在致热原的作用下，体温调节中枢的调定点上移而引起的调节性体温升高，是一种主动性体温升高。故正确答案为 D。

【例 2】下列选项中，属于内生致热原的是（　　）。

A. 革兰阴性菌的内毒素　　B. 抗原-抗体复合物

C. 肿瘤坏死因子　　D. 类固醇

【解析】本题考查内生致热原的相关知识。内生致热原是由体内产内生致热原细胞在发热激活物的作用下，产生和释放的能引起体温升高的物质。体内产内生致热原细胞包括单核细胞、巨噬细胞、内皮细胞、淋巴细胞、星状细胞、肿瘤细胞等，产生的内生致热原有白细胞介素-1、肿瘤坏死因子、干扰素、白细胞介素-6 等。故正确答案为 C。

【例 3】发热体温下降期最突出的临床表现是（　　）。

A. 寒战　　B. 大量出汗

C. 口唇干燥　　D. 有酷热感

【解析】本题考查发热的分期。发热体温下降期，患者的主要临床表现为大量出汗，严重者可导致脱水。寒战是体温上升期的表现，口唇干燥、有酷热感是高热持续期的表现。故正确答案为 B。

【例 4】弛张热常见于（　　）。

A. 疟疾　　B. 伤寒　　C. 布鲁菌病　　D. 败血症

【解析】本题考查发热的热型分型。弛张热是指持续高热，24 小时内波动超过 1 ℃，可达 2～3 ℃，见于风湿热、败血症、化脓性炎症等。疟疾的热型为间歇热，伤寒的热型为稽留热，布鲁菌病的热型为回归热。故正确答案为 D。

【例 5】低热是指体温在（　　）。

A. 37.2～38 ℃　　B. 38.1～39 ℃

C. 39.1～41 ℃　　D. 41 ℃以上

【解析】本题考查根据体温升高程度对发热进行的分型。根据体温升高程度，发热分为低热、中热、高热和极高热。其中，低热是指体温在 37.2～38 ℃，中热是指体温在 38.1～39 ℃，高热是指体温在 39.1～41 ℃，极高热是指体温在 41 ℃以上。故正确答案为 A。

二、多项选择题

【例 1】下列情况导致的体温升高属于发热的是（　　）。

A. 皮肤鱼鳞病　　B. 伤寒

C. 中暑　　D. 急性肾盂肾炎

E. 甲状腺功能亢进

【解析】本题考查发热和过热的区别。发热和过热均属于病理性体温升高。发热是由于致热原的作用使体温调节中枢的调定点上移而引起的调节性体温升高，是一种主动性体温升高。过热是由于体温调节障碍、散热障碍或产热器官功能异常等引起的体温升高，是一种被动性体温升高，主要见于甲状腺功能亢进、皮肤鱼鳞病、中暑和下丘脑损伤等。故正确答案为 BD。

【例 2】根据热型分型，发热包括（　　）。

A. 稽留热　　B. 弛张热

C. 间歇热　　D. 回归热

E. 不规则热

【解析】本题考查发热的热型分型。根据热型分型，发热分为稽留热、弛张热、间歇热、回归热和不规则热。故正确答案为 ABCDE。

三、判断题

【例 1】发热的中心环节是体温调节中枢的调定点上移。（　　）

【解析】本题考查发热的中心环节。发热是指机体在致热原的作用下，体温调节中枢的调定点上移而引起的调节性体温升高，是一种主动性体温升高。故此题说法正确。

【例 2】高热持续期的热代谢特点是产热增多，散热减少，体温上升。（　　）

【解析】本题考查发热高热持续期的热代谢特点。高热持续期的热代谢特点是产热和散热在高水平上保持相对平衡。而产热增多，散热减少，体温上升是体温上升期的热代谢特点。故此题说法错误。

【例 3】间歇热仅见于疟疾。（　　）

【解析】本题考查间歇热的相关知识。间歇热的特点是体温骤升至 39 ℃以上，持续数小时后又迅速降至正常水平，每日或隔日反复一次，见于疟疾、急性肾盂肾炎等。故此题说法错误。

四、填空题

【例1】发热的原因包括__________和__________。

【解析】本题考查发热的原因。发热的原因包括发热激活物和内生致热原。发热激活物是指能够激活体内产内生致热原细胞，使其产生和释放内生致热原的物质。内生致热原是由体内产内生致热原细胞在发热激活物的作用下，产生和释放的能引起体温升高的物质。故空处应依次填入：发热激活物、内生致热原。

【例2】体温上升期，体温调节中枢调定点__________。此期的热代谢特点是产热__________，散热__________，体温__________。

【解析】本题考查发热分期中体温上升期的相关知识。体温上升期，体温调定点上移，热代谢特点是产热增多，散热减少，体温上升。故空处应依次填入：上移、增多、减少、上升。

五、简答题

【例】简述发热的分期及各期的热代谢特点。

【解析】本题考查发热的分期及各期的热代谢特点。答案如下：

（1）体温上升期：产热增多，散热减少，体温上升。

（2）高温持续期：产热与散热在高水平上保持相对平衡。

（3）体温下降期：散热增强，产热减少，体温下降。

六、综合应用题

【例】患儿，女，3岁。因发热、咽痛3天，惊厥半小时入院。3天前，患儿诉“冷”，出现“鸡皮疙瘩”和寒战，皮肤苍白。当晚发热至体温38.5 ℃，烦躁，不能入睡，哭诉头痛、喉痛。次日，患儿嗜睡，入院前半小时突起惊厥急送入院。查体：体温41.4 ℃，疲乏、嗜睡，面红，口唇干燥，咽部明显充血。入院后即给予物理降温、输液等治疗。1小时后，患儿大量出汗，体温降至38.4 ℃。

请问：

1．什么是发热？

2．该患儿的发热过程经历了几期变化？各期有何临床表现？

【解析】本题考查发热的概念、分期及各期临床表现。答案如下：

1．发热是指机体在致热原的作用下，体温调节中枢的调定点上移而引起的调节性体温升高，是一种主动性体温升高。

2. 该患儿的发热过程经历了体温上升期、高热持续期和体温下降期。

（1）体温上升期的临床表现：诉“冷”，出现“鸡皮疙瘩”和寒战，皮肤苍白，体温38.5 ℃，烦躁，不能入睡，头痛、喉痛。

（2）高热持续期的临床表现：体温 41.4 ℃，疲乏、嗜睡，面红，口唇干燥，咽部明显充血。

（3）体温下降期的临床表现：大量出汗，体温降至 38.4 ℃。

求突破·强化训练

一、单项选择题

1. 下列情况导致的体温升高属于发热的是（　　）。
   A. 甲状腺功能亢进　　B. 支气管肺炎
   C. 中暑　　D. 女性月经前期
2. 发热体温上升期的临床表现不包括（　　）。
   A. 寒战　　B. 皮肤苍白
   C. 口唇干燥　　D. 起“鸡皮疙瘩”
3. 发热体温下降期的热代谢特点是（　　）。
   A. 产热等于散热　　B. 产热小于散热
   C. 产热大于散热　　D. 产热障碍
4. 临床表现为稽留热的疾病是（　　）。
   A. 大叶性肺炎　　B. 败血症
   C. 风湿热　　D. 小叶性肺炎
5. 下列关于热型的说法，不正确的是（　　）。
   A. 伤寒的热型为稽留热
   B. 弛张热是指体温在 39 ℃以上，一天内波动不超过 1 ℃
   C. 间歇热是高热期和无热期交替出现
   D. 肺结核的热型为不规则热
6. 高热是指体温在（　　）。
   A. 38 ℃以下　　B. 38.1～39 ℃
   C. 39.1～41 ℃　　D. 41 ℃以上

二、多项选择题

1．发热体温上升期的临床表现有（　　）。

A．寒战　　B．皮肤苍白

C．大量出汗　　D．有酷热感

E．出现“鸡皮疙瘩”

2．不规则热可见于（　　）。

A．霍奇金病　　B．结核病

C．风湿病　　D．小叶性肺炎

E．大叶性肺炎

三、判断题

1．内生致热原包括抗原-抗体复合物、类固醇、干扰素、肿瘤坏死因子等。（　　）

2．体温下降期，体温调节中枢的调定点回到正常水平。（　　）

3．中热是指体温在 39.1～41 ℃。（　　）

四、填空题

1．__________是最常见的外致热原。

2．体温下降期，体温调节中枢调定点__________。此期的热代谢特点是产热__________，散热__________，体温__________。

五、简答题

简述发热的分型及其临床意义。

六、综合应用题

患儿，男，8 岁，因受凉出现咳嗽、咳痰、畏寒、寒战、皮肤苍白，起“鸡皮疙瘩”等。查体：体温 38.3 ℃，脉搏 120 次/分。

请问：

1．该患儿正处于发热的哪一期？

2．试述该患儿出现上述症状的机制。

第十四章 缺 氧

学必知 · 考纲要求

1. 缺氧的概念。
2. 常用的血氧指标及意义。
3. 各型缺氧的概念、血氧指标变化特征及临床应用。

划重点 · 考点梳理

考点1 缺氧的概念

组织氧供减少或不能充分利用氧，导致组织代谢、功能和形态结构异常变化的病理过程称为缺氧。

考点2 常用的血氧指标及意义

1. 血氧分压

血氧分压（PO_2）是指物理溶解于血液中的氧所产生的张力。动脉血氧分压（PaO_2）正常值约为 100 mmHg，静脉血氧分压（PvO_2）正常值约为 40 mmHg。

意义：PaO_2 的高低主要取决于吸入气氧分压和肺的通气与弥散功能；PvO_2 的变化反映组织、细胞对氧的摄取和利用状态。

2. 血氧容量

血氧容量（CO_2max）是指在氧分压为 150 mmHg，温度为 38 ℃时，100 mL 血液中的血红蛋白充分氧合后的最大携氧量。正常 CO_2max 为 20 mL/dL。

意义：CO_2max 取决于血液中血红蛋白的质和量，其大小反映血液携带氧的能力。

3. 血氧含量

血氧含量（CO_2）是指 100 mL 血液中实际含有的氧量。正常动脉血氧含量（CaO_2）约为 19 mL/dL，静脉血氧含量（CvO_2）约为 14 mL/dL，动-静脉氧含量差（CaO_2-CvO_2）约为 5 mL/dL。

意义：CO_2 主要取决于 PO_2 和 CO_2max；CaO_2-CvO_2 反映组织的摄氧能力。

4. 血红蛋白氧饱和度

血红蛋白氧饱和度（SO_2），简称血氧饱和度，是指血液中氧合 Hb 占总 Hb 的百分数，约等于 CO_2 与 CO_2max 的比值。正常动脉血氧饱和度（SaO_2）为 95%～98%，静脉血氧饱和度（SvO_2）为 70%～75%。

意义：SO_2 主要取决于 PO_2。二者之间的关系呈“S”形曲线，称为氧合 Hb 解离曲线，简称氧离曲线。

考点 3　低张性缺氧

1. 概念

低张性缺氧是指以动脉血氧分压降低、血氧含量减少为基本特征的缺氧，又称为乏氧性缺氧。

2. 血氧指标变化

① 进入血液的氧减少，PaO_2 降低，直接导致 CaO_2 降低、SaO_2 降低。② 急性低张性缺氧时，因血红蛋白无明显变化，故 CO_2max 一般在正常范围。③ 低张性缺氧时，PaO_2 降低，氧弥散的驱动力减小，血液向组织弥散的氧量减少，CaO_2-CvO_2 减小。

3. 病理临床联系

当毛细血管血液中脱氧血红蛋白浓度达到或超过 5 g/dL 时（正常值约为 2.6 g/dL），皮肤和黏膜呈青紫色，称为发绀。发绀通常是缺氧的表现，但发绀与缺氧常不一致。例如，重度贫血患者，血红蛋白可降至 5 g/dL 以下，出现严重缺氧，但不会出现发绀；红细胞增多症患者，血中脱氧血红蛋白超过 5 g/dL 时可出现发绀，但可无缺氧症状。

考点 4 血液性缺氧

1. 概念

血液性缺氧是指由于血红蛋白含量减少或性质改变，使血液携带氧的能力降低或与血红蛋白结合的氧不易释出而引起的缺氧。本型缺氧的 PaO_2 正常，故又称为等张性缺氧。

2. 血氧指标变化

由于吸入气体中氧分压和呼吸功能均正常，PaO_2 正常，SaO_2 也正常。贫血患者血红蛋白含量降低，或 CO 中毒患者血液中 HbCO 增多，均使 CO_2 降低。血红蛋白含量减少（贫血）或性质改变（CO 中毒、高铁血红蛋白形成），使 $CO_2 max$ 降低。贫血患者毛细血管床中的平均血氧分压较低，血管-组织间的氧分压差减小，氧向组织弥散的驱动力减小，CaO_2-CvO_2 减小。

3. 病理临床联系

贫血患者皮肤、黏膜呈苍白色；CO 中毒患者皮肤、黏膜呈樱桃红色；高铁血红蛋白血症患者皮肤、黏膜呈棕褐色（咖啡色）或类似发绀的颜色，称肠源性发绀。

考点 5 循环性缺氧

1. 概念

循环性缺氧是指因组织血流量减少，使组织供氧量减少而引起的缺氧，又称为低血流性缺氧或低动力性缺氧。其中，因动脉灌流不足引起的缺氧称为缺血性缺氧，因静脉回流障碍引起的缺氧称为淤血性缺氧。

2. 血氧指标变化

PaO_2、SaO_2、$CO_2 max$ 和 CO_2 均正常。循环障碍使血液流经组织毛细血管的时间延长，细胞从单位容量血液中摄取的氧量增多，同时由于血流淤滞，二氧化碳含量增加，使氧离曲线右移，释氧增加，CaO_2-CvO_2 增大。

3. 病理临床联系

缺血性缺氧时，组织器官苍白。淤血性缺氧时，组织器官呈暗红色。由于细胞从血液中摄取的氧量较多，毛细血管中脱氧血红蛋白含量增加，易出现发绀。

考点 6　组织性缺氧

1. 概念

组织性缺氧是指机体向组织供氧正常，但细胞、组织利用氧的能力减弱而引起的缺氧，又称为氧利用障碍性缺氧。

2. 血氧指标变化

PaO_2、SaO_2、CO_2max 和 CO_2 均正常。由于组织对氧的利用减少，静脉血氧分压、血氧含量和血氧饱和度都高于正常，CaO_2-CvO_2 减小。

3. 病理临床联系

细胞用氧障碍，毛细血管中氧合血红蛋白较正常时多，患者皮肤可呈红色或玫瑰红色。

学而思 · 依图自检

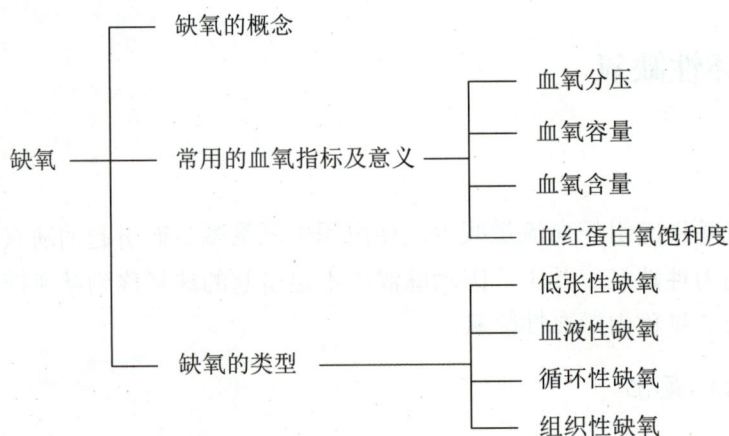

- 缺氧
  - 缺氧的概念
  - 常用的血氧指标及意义
    - 血氧分压
    - 血氧容量
    - 血氧含量
    - 血红蛋白氧饱和度
  - 缺氧的类型
    - 低张性缺氧
    - 血液性缺氧
    - 循环性缺氧
    - 组织性缺氧

名师帮 · 例题详解

一、单项选择题

【例 1】缺氧是指（　　）。

A. 吸入的气体中氧含量减少　　B. 血液中的氧分压降低

C．血液中的氧含量降低　　D．组织供氧减少或不能充分利用氧

【解析】本题考查缺氧的概念。当组织氧供减少或不能充分利用氧，导致组织代谢、功能和形态结构异常变化的病理过程称为缺氧。故正确答案为 D。

【例 2】血氧饱和度是指（　　）。

A．血液中溶解的氧量占总氧量的百分比

B．血液中未结合氧的 Hb 占总 Hb 的百分数

C．血液中氧合 Hb 占总 Hb 的百分数

D．血液中未结合氧的 Hb 和氧合 Hb 的比值

【解析】本题考查血氧饱和度的概念。血红蛋白氧饱和度（SO_2），简称血氧饱和度，是指血液中氧合 Hb 占总 Hb 的百分数，约等于 CO_2 与 CO_2 max 的比值。故正确答案为 C。

【例 3】一氧化碳中毒引起的缺氧属于（　　）。

A．低张性缺氧　　B．血液性缺氧

C．循环性缺氧　　D．组织性缺氧

【解析】本题考查血液性缺氧的相关知识。血液性缺氧是指由于血红蛋白含量减少或性质改变，使血液携带氧的能力降低或与血红蛋白结合的氧不易释出而引起的缺氧。一氧化碳与血红蛋白的结合能力是氧的 210 倍，当吸入气体中含有一氧化碳时，大多数的血红蛋白即与一氧化碳结合而失去携氧能力。由此可见，一氧化碳中毒引起的缺氧属于血液性缺氧。故正确答案为 B。

【例 4】循环性缺氧时，血氧指标最具特征性的变化是（　　）。

A．动脉血氧分压正常　　B．血氧容量正常

C．血氧饱和度正常　　D．动-静脉血氧含量差增大

【解析】本题考查循环性缺氧的血氧变化特点。循环性缺氧时，PaO_2、SaO_2、CO_2 max 和 CO_2 均正常。循环障碍使血液流经组织毛细血管的时间延长，细胞从单位容量血液中摄取的氧量增多，同时由于血流淤滞，二氧化碳含量增加，使氧离曲线右移，释氧增加，CaO_2-CvO_2 增大。由此可知，循环性缺氧时，血氧指标最具特征性的变化是动-静脉血氧含量差增大。故正确答案为 D。

【例 5】最能反映组织性缺氧的血氧指标是（　　）。

A．血氧含量降低　　B．动-静脉血氧含量差减小

C．血氧饱和度增加　　D．动-静脉血氧含量差增大

【解析】本题考查组织性缺氧的血氧变化特点。组织性缺氧时，PaO_2、SaO_2、CO_2 max 和 CO_2 均正常。由于组织对氧的利用减少，静脉血氧分压、血氧含量和血氧饱和度都高于正常，CaO_2-CvO_2 减小。故正确答案为 B。

二、多项选择题

【例 1】动脉血氧分压的高低主要取决于（　　）。

A. 吸入气氧分压　　B. 血氧容量

C. 血红蛋白的量　　D. 肺的通气功能

E. 肺泡气二氧化碳分压

【解析】本题考查血氧分压的意义。动脉血氧分压的高低主要取决于吸入气氧分压和肺的通气与弥散功能，静脉血氧分压的变化反映组织、细胞对氧的摄取和利用状态。故正确答案为 AD。

【例 2】组织性缺氧时，下列血氧指标正常的是（　　）。

A. 血氧含量　　B. 血氧分压

C. 动-静脉血氧含量差　　D. 血氧容量

E. 动脉血氧饱和度

【解析】本题考查组织性缺氧的血氧变化特点。组织性缺氧时，PaO_2、SaO_2、CO_2 max 和 CO_2 均正常，CaO_2-CvO_2 减小。故正确答案为 ABDE。

三、判断题

【例 1】血氧容量的高低取决于血液中血红蛋白的质和量。（　　）

【解析】本题考查血氧容量的意义。CO_2 max 取决于血液中血红蛋白的质和量，其大小反映血液携带氧的能力。故此题说法正确。

【例 2】缺氧不一定都有发绀，而出现发绀则一定是缺氧。（　　）

【解析】本题考查缺氧和发绀之间的关系。发绀通常是缺氧的表现，但发绀与缺氧常不一致。例如，重度贫血患者，出现严重缺氧，但不会出现发绀；红细胞增多症患者，血中脱氧血红蛋白超过 5 g/dL 时出现发绀，但可无缺氧症状。故此题说法错误。

【例 3】血液性缺氧时，动脉血氧分压、动脉血氧饱和度、血氧容量和血氧含量均正常。（　　）

【解析】本题考查血液性缺氧的血氧变化特点。血液性缺氧时，PaO_2 和 SaO_2 正常，CO_2 和 CO_2 max 降低，CaO_2-CvO_2 减小。故此题说法错误。

四、填空题

【例 1】血氧含量取决于＿＿＿＿＿＿和＿＿＿＿＿＿。

【解析】本题考查血氧含量的相关知识。血氧含量是指 100 mL 血液中实际含有的氧量，主要取决于血氧分压和血氧容量。故空处应依次填入：血氧分压、血氧容量。

【例 2】因动脉血灌流不足引起的缺氧称为__________，因静脉血回流障碍引起的缺氧称为__________。

【解析】本题考查循环性缺氧的两种类型。循环性缺氧是指因组织血流量减少，使组织供氧量减少而引起的缺氧。其中，因动脉血灌流不足引起的缺氧称为缺血性缺氧，因静脉血回流障碍引起的缺氧称为淤血性缺氧。故空处应依次填入：缺血性缺氧、淤血性缺氧。

五、名词解释

【例 1】血氧容量

【解析】本题考查血氧容量的概念。答案如下：

血氧容量是指在氧分压为 150 mmHg，温度为 38 ℃时，100 mL 血液中的血红蛋白充分氧合后的最大携氧量。

【例 2】血液性缺氧

【解析】本题考查血液性缺氧的概念。答案如下：

血液性缺氧是指由于血红蛋白含量减少或性质改变，使血液携带氧的能力降低或与血红蛋白结合的氧不易释出而引起的缺氧。

六、简答题

【例】简述常用的血氧指标及其意义。

【解析】本题考查常用的血氧指标及其意义。答案如下：

（1）血氧分压：物理溶解于血液中的氧所产生的张力。PaO_2 的高低主要取决于吸入气氧分压和肺的通气与弥散功能，PvO_2 的变化反映组织、细胞对氧的摄取和利用状态。

（2）血氧容量：在氧分压为 150 mmHg，温度为 38 ℃时，100 mL 血液中的血红蛋白充分氧合后的最大携氧量。$CO_2\,max$ 取决于血液中血红蛋白的质和量，其大小反映血液携带氧的能力。

（3）血氧含量：100 mL 血液中实际含有的氧量。CO_2 主要取决于 PO_2 和 $CO_2\,max$；CaO_2-CvO_2 反映组织的摄氧能力。

（4）血红蛋白氧饱和度：血液中氧合 Hb 占总 Hb 的百分数。SO_2 主要取决于 PO_2。二者之间的关系呈“S”形曲线，称为氧合 Hb 解离曲线，简称氧离曲线。

七、综合应用题

【例】患者，男，41 岁，平素身体健康，初次到达海拔 4 km 的高原，感到头晕、头痛、乏力、胸闷、心悸、呼吸困难。查体：体温 37.1 ℃，呼吸 30 次/分，脉搏 110 次/分，血压 120/80 mmHg，精神状态差，口唇青紫。心、肺检查未见异常，PaO_2 50 mmHg。经吸氧、卧床休息后症状缓解、口唇青紫消失。

请问：

1. 该患者属于哪种类型的缺氧？诊断依据是什么？

2. 该患者的血氧指标还会有哪些变化？

【解析】本题考查低张性缺氧的临床表现和血氧指标变化。答案如下：

1. 该患者为低张性缺氧。依据：初次到达海拔 4 km 的高原；头晕、头痛、乏力、胸闷、心悸、呼吸困难；精神状态差，口唇青紫；动脉血氧分压降低。

2. 该患者的血氧指标还会出现动脉血氧含量降低、动脉血氧饱和度降低、动-静脉血氧含量差减小的变化。

求突破·强化训练

一、单项选择题

1. 血氧分压是指（　　）。
   A. 100 mL 血液中实际含有的氧量
   B. 物理溶解于血液中的氧所产生的张力
   C. 血液中氧合 Hb 占总 Hb 的百分数
   D. 100 mL 血液中的血红蛋白充分氧合后的最大携氧量

2. 低张性缺氧时，血氧指标的变化是（　　）。
   A. 动脉血氧分压下降　　B. 血氧容量下降
   C. 动脉血氧饱和度升高　　D. 动-静脉血氧含量差增大

3. 下列原因引起的缺氧表现为动脉血氧分压降低的是（　　）。
   A. 亚硝酸盐中毒　　B. 氰化物中毒
   C. 室间隔缺损伴肺动脉狭窄　　D. 一氧化碳中毒

4. 动脉栓塞引起缺氧时，血氧的变化为（　　）。
   A. 血氧含量降低　　B. 血氧容量降低
   C. 血氧饱和度降低　　D. 动-静脉血氧含量差增大

5. 氰化物中毒引起缺氧时，皮肤、黏膜呈（　　）。
   A. 樱桃红色　　B. 咖啡色
   C. 玫瑰红色　　D. 青紫色

6. 组织性缺氧的机制是（　　）。

A. 组织血流量减少　　B. 动脉血氧分压降低

C. 血红蛋白含量减少或性质改变　　D. 组织、细胞利用氧的能力减弱

二、多项选择题

1. 下列关于低张性缺氧的说法，正确的是（　　）。

A. 血氧含量降低　　B. 动脉血氧分压降低

C. 动-静脉血氧含量差增大　　D. 血氧容量降低

E. 动脉血氧饱和度降低

2. 缺氧时呼吸加深加快的代偿意义有（　　）。

A. 增加肺血流量　　B. 升高动脉血氧分压

C. 增加肺泡通气量　　D. 使胸腔负压增加，促进静脉回流

E. 加强氧的摄取和运输

三、判断题

1. 以动脉血氧分压降低、血氧含量减少为基本特征的缺氧称为血液性缺氧。（　　）

2. 重度贫血患者会出现发绀。（　　）

3. 组织性缺氧的特征性表现是动-静脉血氧含量差减小。（　　）

四、填空题

1. 缺氧的类型有__________、__________、__________、__________。

2. 动脉血氧分压、血氧容量、血氧含量、动脉血氧饱和度均正常，动-静脉血氧含量差增大为__________缺氧；动脉血氧分压、血氧容量、血氧含量、动脉血氧饱和度均正常，动-静脉血氧含量差减小为__________缺氧。

五、名词解释

1. 血氧含量　　2. 组织性缺氧

六、简答题

简述各种类型缺氧的血氧变化特点。

七、综合应用题

患者，女，23 岁，因天气寒冷，遂关紧门窗生炉取暖。其室友回来后，发现她倒在地上昏迷不醒，急将其送入医院。查体：体温 37 ℃，呼吸 28 次/分，脉搏 98 次/分，血压 98/75 mmHg，神志模糊，皮肤、黏膜呈樱桃红色，对光反射正常。实验室检查：血红蛋白 135 g/L，动脉血氧分压 100 mmHg，血氧容量 172 mL/L，动脉血氧含量 156 mL/L。入院后立即吸氧，经高压氧舱及时对症治疗后痊愈出院。

请问：

1. 该患者最可能的诊断是什么？有何依据？
2. 该患者属于何种类型的缺氧？试述其发生机制。

第十五章　休　克

学必知·考纲要求

1. 休克的概念。
2. 休克的原因。
3. 休克的发生机制。
4. 休克各期微循环的变化特点。

划重点·考点梳理

考点 1　休克的概念

休克是指各种强烈致病因素引起机体有效循环血量急剧下降，使组织、器官微循环血液灌流量严重不足，导致重要器官代谢、功能发生严重障碍的全身性病理过程。

考点 2　休克的原因

1. 失血和失液

外伤出血、消化道出血、妇产科疾病等引起的大量失血均可引起失血性休克。剧烈呕吐或腹泻、肠梗阻、大汗淋漓等，可导致大量体液丢失而引起失液性休克。

2. 烧伤

大面积烧伤可有大量血浆渗出，导致体液丢失、有效循环血量减少，引起烧伤性休克。烧伤性休克早期主要与疼痛及低血容量有关，晚期因继发感染可发展为感染性休克。

3. 创伤

各种严重创伤，特别是有一定量的出血、强烈的疼痛刺激时，常引起创伤性休克。

4. 感染

细菌、病毒、真菌等病原微生物引起严重感染时，常发生感染性休克。感染性休克常伴有毒血症和败血症。

5. 过敏

如过敏体质者注射某些药物（如青霉素）、血清制剂或疫苗可引起过敏性休克。

6. 心脏病变

大面积急性心肌梗死、急性心肌炎、心脏压塞及严重心律失常等心脏病变，使心脏排血量急剧下降，有效循环血量和灌流量明显减少，引起心源性休克。

7. 强烈的神经刺激

剧烈疼痛、高位脊髓损伤或麻醉等，引起血管运动中枢抑制，阻力血管扩张，回心血量减少及血压下降，有效循环血量相对不足，导致神经源性休克。

考点 3　休克的发生机制及微循环变化

休克的发生机制尚未完全阐明，但目前认为休克发生最主要的机制是微循环障碍。根据微循环的变化，休克发展过程分为三期：微循环缺血期、微循环淤血期和微循环衰竭期。

1. 微循环缺血期

各种原因引起交感-肾上腺髓质系统强烈兴奋，儿茶酚胺大量释放入血；肾脏缺血使肾素-血管紧张素-醛固酮系统活性增强，产生大量的血管紧张素Ⅱ。以上因素使小血管强烈收缩或痉挛，微动脉、后微动脉和毛细血管前括约肌及微静脉收缩，尤其是前阻力血管收缩更明显；真毛细血管关闭，血液通过直捷通路和开放的动-静脉吻合支回流。

此期微循环灌流特点：少灌少流，灌少于流，微循环呈缺血、缺氧状态。

2. 微循环淤血期

微循环持续性缺血使组织缺氧，产生的乳酸等酸性物质增多而引起酸中毒。由于微动脉和毛细血管前括约肌对酸耐受性差，因而对儿茶酚胺的反应性降低，使微动脉、后微动脉及毛细血管前括约肌扩张，大量血液灌入真毛细血管；而微静脉、小静脉对酸性物质的耐受性较强，因而仍对儿茶酚胺产生反应而收缩。

此期微循环灌流特点：灌而少流，灌大于流，微循环呈淤血、缺氧状态。

3. 微循环衰竭期

严重缺氧和酸中毒使微血管平滑肌高度麻痹、扩张，并对血管活性物质失去反应，微循环严重淤血，使血流缓慢或停止。由于严重缺氧和酸中毒损伤血管内皮细胞，使内皮下胶原纤维暴露，激活内源性凝血系统，同时由于血流缓慢或血液进一步浓缩，血小板和红细胞易于集聚引起弥散性血管内凝血（DIC）。

此期微循环灌流特点：不灌不流，微循环呈衰竭状态。

学而思 · 依图自检

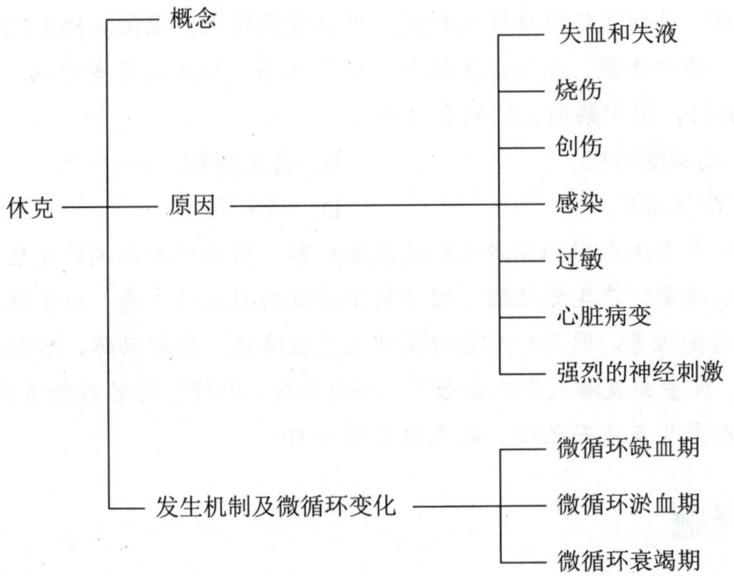

名师帮 · 例题详解

一、单项选择题

【例 1】下列选项中，可引起过敏性休克的是（　　）。

A．上消化道大出血　　B．大面积烧伤

C．麻醉　　D．过敏体质者注射血清制剂

【解析】本题考查过敏性休克的原因。休克的原因有失血和失液、烧伤、创伤、感染、过敏、心脏病变和强烈的神经刺激。其中，过敏性因素主要引起过敏性休克，如过敏体质者注射某些药物（如青霉素）、血清制剂或疫苗可引起过敏性休克。故正确答案为D。

【例2】一人外伤后出血，出现烦躁、肢端湿冷，脉搏105次/分。应考虑为（　　）。

A．无休克　　B．休克早期

C．休克中期　　D．休克晚期

【解析】本题考查休克早期的临床表现。休克早期即休克微循环缺血期。患者在此期表现为烦躁不安，面色苍白、四肢湿冷，脉搏细速、心率加快，血压正常，脉压减小，尿量减少。故正确答案为B。

【例3】休克微循环缺血期的微循环灌流特点是（　　）。

A．少灌少流，灌少于流　　B．不灌不流

C．灌而少流，灌大于流　　D．少灌少流，灌多于流

【解析】本题考查休克微循环缺血期的微循环灌流特点。微循环缺血期的微循环灌流特点是少灌少流，灌少于流，微循环呈缺血、缺氧状态。故正确答案为A。

【例4】休克时，组织缺血、缺氧会导致（　　）。

A．高碳酸血症　　B．乳酸堆积

C．酮体堆积　　D．碱中毒

【解析】本题考查休克微循环淤血期的发生机制。微循环淤血期的发生机制：微循环持续性缺血使组织缺氧，产生的乳酸等酸性物质增多而引起酸中毒。由于微动脉和毛细血管前括约肌对酸耐受性差，因而对儿茶酚胺的反应性降低，使微动脉、后微动脉及毛细血管前括约肌扩张，大量血液灌入真毛细血管；而微静脉、小静脉对酸性物质的耐受性较强，因而仍对儿茶酚胺产生反应而收缩。故正确答案为B。

二、多项选择题

【例1】休克早期的微循环变化特点包括（　　）。

A．微动脉收缩　　B．动-静脉吻合支收缩

C．毛细血管前括约肌收缩　　D．真毛细血管关闭

E．微静脉扩张

【解析】本题考查休克微循环缺血期的微循环变化特点。休克早期（休克微循环缺血期）的微循环变化特点：小血管强烈收缩或痉挛，微动脉、后微动脉和毛细血管前括约肌及微静脉收缩，尤其是前阻力血管收缩更明显；真毛细血管关闭，血液通过直捷通路和开放的动-静脉吻合支回流。故正确答案为ACD。

【例2】休克微循环淤血期，开放的血管有（　　）。

A．微动脉　　B．后微动脉

C. 毛细血管　　　　D. 微静脉

E. 小静脉

【解析】本题考查休克微循环淤血期的微循环变化特点。在休克微循环淤血期，由于微动脉和毛细血管前括约肌对酸耐受性差，因而对儿茶酚胺的反应性降低，使微动脉、后微动脉及毛细血管前括约肌扩张，大量血液灌入真毛细血管；而微静脉、小静脉对酸性物质的耐受性较强，因而仍对儿茶酚胺产生反应而收缩。故正确答案为 ABC。

三、判断题

【例 1】大面积烧伤常引起创伤性休克。（　　）

【解析】本题考查休克的原因。休克的原因有失血和失液、烧伤、创伤、感染、过敏、心脏病变和强烈的神经刺激。大面积烧伤时，可有大量血浆渗出，导致体液丢失、有效循环血量减少，引起烧伤性休克，晚期因继发感染可发展为感染性休克。各种严重创伤，特别是有一定量的出血、强烈的疼痛刺激时，常引起创伤性休克。故此题说法错误。

【例 2】休克中期，微循环处于缺血、缺氧状态。（　　）

【解析】本题考查休克微循环淤血期（休克中期）的微循环灌流特点。微循环淤血期的微循环灌流特点：灌而少流，灌大于流，微循环呈淤血、缺氧状态。故此题说法错误。

四、填空题

【例 1】剧烈呕吐或腹泻可导致__________休克；各种严重创伤可导致__________休克；脊髓损伤可导致__________休克。

【解析】本题考查休克的原因。剧烈呕吐或腹泻、肠梗阻、大汗淋漓等，可导致大量体液丢失而引起失液性休克。各种严重创伤，特别是有一定量的出血、强烈的疼痛刺激时，常引起创伤性休克。剧烈疼痛、高位脊髓损伤或麻醉等，引起血管运动中枢抑制，阻力血管扩张，回心血量减少及血压下降，有效循环血量相对不足，导致神经源性休克。故空处应依次填入：失液性、创伤性、神经源性。

【例 2】微循环缺血期，灌__________流；微循环淤血期，灌__________流。

【解析】本题考查微循环缺血期和微循环淤血期的微循环灌流特点。循环缺血期的微循环灌流特点：少灌少流，灌少于流，微循环呈缺血、缺氧状态。微循环淤血期的微循环灌流特点：灌而少流，灌大于流，微循环呈淤血、缺氧状态。故空处应依次填入：少于、大于。

五、简答题

【例】休克发生的原因有哪些？

【解析】本题考查休克的原因。答案如下：

（1）失血和失液：外伤出血、消化道出血、妇产科疾病等引起的大量失血均可引起失血性休克。剧烈呕吐或腹泻、肠梗阻及大汗淋漓等，可导致大量体液丢失而引起失液性休克。

（2）烧伤：大面积烧伤可引起烧伤性休克，晚期因继发感染可发展为感染性休克。

（3）创伤：各种严重创伤，特别是有一定量的出血、强烈的疼痛刺激时，常引起创伤性休克。

（4）感染：细菌、病毒、真菌等病原微生物引起严重感染时，常发生感染性休克。

（5）过敏：如过敏体质者注射某些药物、血清制剂或疫苗可引起过敏性休克。

（6）心脏病变：大面积急性心肌梗死、急性心肌炎、心脏压塞及严重心律失常等心脏病变，可引起心源性休克。

（7）强烈的神经刺激：剧烈疼痛、高位脊髓损伤或麻醉等，可导致神经源性休克。

六、综合应用题

【例】患者，男，32 岁，因双下肢挤压被工友送入医院。患者神志尚清楚，表情淡漠，明显口渴，面色苍白，皮肤湿冷，脉搏 112 次/分，血压 90/60 mmHg，毛细血管充盈迟缓，血 pH 为 7.32。

请问：

1. 该患者目前处于休克哪一期？
2. 此期微循环有何变化特点？其发生机制是什么？

【解析】本题考查休克各期的辨别、微循环变化特点及其发生机制。答案如下：

1. 根据该患者目前的表现，可判断其处于休克早期。

2.（1）此期微循环灌流特点：少灌少流，灌少于流，微循环呈缺血、缺氧状态。

（2）发生机制：休克早期，各种原因引起交感-肾上腺髓质系统强烈兴奋，儿茶酚胺大量释放入血；肾脏缺血使肾素-血管紧张素-醛固酮系统活性增强，产生大量的血管紧张素Ⅱ。以上因素使小血管强烈收缩或痉挛，微动脉、后微动脉和毛细血管前括约肌及微静脉收缩，尤其是前阻力血管收缩更明显；真毛细血管关闭，血液通过直捷通路和开放的动-静脉吻合支回流。

求突破·强化训练

一、单项选择题

1. 休克早期，交感-肾上腺髓质系统的状态是（　　）。
   A. 强烈兴奋　　B. 强烈抑制
   C. 变化不明显　　D. 先兴奋后抑制
2. 休克早期，“自身输血”作用是指（　　）。
   A. 容量血管收缩，回心血量增加　　B. 抗利尿激素增多，水重吸收增加
   C. 醛固酮增多，钠、水重吸收增加　　D. 组织液回流增多
3. 休克早期的微循环变化特点不包括（　　）。
   A. 前阻力血管收缩减弱　　B. 真毛细血管关闭
   C. 微静脉收缩　　D. 动-静脉吻合支开放
4. 休克中期的临床表现不包括（　　）。
   A. 烦躁不安　　B. 血压下降
   C. 脉搏细速　　D. 少尿
5. 微血栓形成在（　　）。
   A. 休克微循环缺血期　　B. 休克微循环淤血期
   C. 休克微循环衰竭期　　D. 休克微循环扩张期

二、多项选择题

1. 下列选项中，可导致神经源性休克的有（　　）。
   A. 剧烈疼痛　　B. 高位脊髓麻醉
   C. 脊髓损伤　　D. 大面积烧伤
   E. 急性心肌梗死
2. 休克早期的临床表现包括（　　）。
   A. 烦躁不安　　B. 血压下降
   C. 脉搏细速　　D. 无尿
   E. 四肢湿冷

三、判断题

1. 休克早期，微循环内出现大量儿茶酚胺和血管紧张素Ⅱ。（ ）

2. 休克早期，患者表现为面色苍白、脉搏细速、皮肤湿冷、血压下降明显。（ ）

四、填空题

1. 休克最主要的发生机制是__________。

2. 根据微循环的变化，休克的发展过程分为__________、__________、__________三期。

五、简答题

简述休克各期微循环的灌流特点。

六、综合应用题

某男性，19 岁，不慎从高处坠落，随即由目击者送往医院。该男性面色苍白、四肢冷、出汗，大腿根部出现大片瘀斑、血肿，在送往医院途中渐转昏迷，最终死亡。

请问：

1. 该男性处于休克哪一期？

2. 此期微循环有何变化特点？其发生机制是什么？

参考答案

第一章 绪 论

一、单项选择题

1. C　　2. D　　3. B　　4. B

二、多项选择题

1. ABCD　2. AB

三、判断题

1. ×　　2. ×　　3. ×

四、填空题

1. 局部切取　钳取　细针穿刺

2. 潜伏期　前驱期　临床症状明显期　转归期

五、名词解释

1. 动物实验：在适宜的动物身上复制出人类疾病的动物模型，用以研究疾病的病因、发病机制、病理改变、疾病转归及药效学、药动学等的方法。

2. 组织和细胞培养：将某种组织或单细胞用适宜的培养基在体外培养，研究在各种因子作用下离体组织、细胞病变的发生和发展及外来因素的影响。

六、简答题

1. 尸体剖检简称尸检，是对死者的遗体进行病理解剖检查。主要临床应用意义：① 查明死因，确定诊断；② 协助临床总结诊疗过程中的经验教训，指导临床诊断；③ 及时发现和确诊某些新发疾病、传染病、流行病和地方病等，为疾病的防治措施提供依据；④ 积累疾病的人体病理资料，收集疾病的病理学教学标本，促进病理学及整个医学的发展。

2.（1）完全康复：指患病时所致的损伤完全消失，机体的形态结构、代谢和功能完全恢复正常。

（2）不完全康复：指患病时所致的损伤得到控制，主要症状和体征消失，但机体发生改变的形态结构、代谢和功能并未完全恢复正常，或留有后遗症，机体通过各种代偿机制可以维持相对正常的生命活动。

第二章　细胞和组织的适应、损伤与修复

一、单项选择题

1. A　　2. D　　3. A　　4. D　　5. B
6. A　　7. A

二、多项选择题

1. ABCDE　　2. ABCE　　3. ABCDE　　4. AB　　5. ABCDE

三、判断题

1. ×　　2. √　　3. √　　4. √

四、填空题

1. 干酪样坏死　结核杆菌
2. 不稳定性细胞　稳定性细胞　永久性细胞

五、名词解释

1. 萎缩：指发育正常的实质细胞、组织或器官的体积缩小。
2. 液化性坏死：组织坏死后分解液化并形成坏死腔，称为液化性坏死。

六、简答题

1.（1）原因：感染、缺氧、中毒、高热等损伤线粒体，ATP 生成减少，细胞能量供应不足，细胞膜上的 Na^+-K^+泵失灵，从而引起细胞内水、钠增多。

（2）好发部位：多见于肝、肾、心等线粒体丰富的实质性器官。

2. 皮肤创伤愈合分为一期愈合、二期愈合和痂下愈合。

（1）一期愈合：主要见于无菌手术切口。这种伤口组织缺损少、创缘整齐、无感染和异物、经黏合或缝合后创面对合严密，炎症反应轻微，愈合时间短，留下一条线状瘢痕。

（2）二期愈合：见于组织缺损较大、创缘不整齐、无法整齐对合或伴有感染、异物的伤口。

（3）痂下愈合：发生在较浅表并伴有少量出血或血浆渗出的皮肤创伤。

七、综合应用题

1. 该患者发生了左足干性坏疽。

2. 判断依据：① 患者曾被诊断为“血栓性闭塞性脉管炎”。② 有吸烟史。③ 局部检查左下肢小腿中段以下皮肤红紫、温度低，足背动脉搏动消失，左足部皮肤紫黑、压痛、温度低，这些表现属于左下肢血液循环障碍的体征。④ 截肢标本显示左足部黑褐色、干燥，体积缩小，质地变硬，与正常组织分界清楚，无臭味；截肢断面可见胫前动脉内有血栓堵塞。

第三章　局部血液循环障碍

一、单项选择题

1. D　　2. A　　3. B　　4. A　　5. B　　6. A

二、多项选择题

1. CDE　　2. ABCE　　3. CDE

三、判断题

1. √　　2. √　　3. √　　4. ×

四、填空题

1. 肺　肠

2. 炎性充血　减压后充血

五、名词解释

1. 血栓机化：如血栓长时间不被溶解，由血管壁向血栓内长入新生的肉芽组织逐渐取代血栓。

2. 梗死：组织或器官由于动脉血供应中断，引起局部组织缺血性坏死。

六、简答题

1. （1）有利作用：① 止血和防止出血。② 炎症时病灶周围小血管内血栓形成，可防止病原微生物随血流扩散。

（2）不利作用：① 阻塞血管。② 血栓栓塞。③ 心瓣膜变形。④ 广泛性出血。

2. （1）形状：贫血性梗死灶呈锥形或不规则形；出血性梗死灶呈锥形或节段形。

（2）颜色：贫血性梗死灶呈灰白色或灰黄色；出血性梗死灶呈暗红色。

（3）质地：贫血性梗死多为凝固性坏死，脑梗死为液化性坏死；出血性梗死灶较湿润。

（4）与周围分界：贫血性梗死灶周围有明显的充血出血带，与周围组织分界清楚；出血性梗死灶周围无明显的充血出血带，与周围组织分界不清楚。

七、综合应用题

1. 该患者死亡的原因可能是脂肪栓塞引起猝死。

2. 脂肪栓塞的栓子常来源于长骨骨折和严重的脂肪组织挫伤等，进入静脉血流的脂肪栓子随循环经右心到肺，可引起肺动脉分支或毛细血管的栓塞。当大量的脂肪栓子进入肺循环后，可导致急性右心衰竭、呼吸衰竭，最终导致患者猝死。

第四章　炎　症

一、单项选择题

1. C　　2. A　　3. C　　4. B　　5. D

二、多项选择题

1．ABC　　2．ABC

三、判断题

1．×　　2．×　　3．√

四、填空题

1．浆液性炎　纤维素性炎　化脓性炎　出血性炎

2．肝　脾　局部淋巴结

五、名词解释

1．炎症增生：在致炎因子和组织崩解产物的刺激下，炎症局部细胞再生与增殖。

2．假膜性炎：黏膜纤维素性炎发生时，渗出的纤维素、白细胞和坏死的黏膜上皮混合在一起，形成灰白色的膜状物，称为假膜，有假膜形成的纤维素性炎又称假膜性炎。

六、简答题

1．（1）形态变化：实质细胞常出现细胞水肿、脂肪变性、凝固性坏死、液化性坏死等；间质细胞常出现玻璃样变性、黏液样变性、纤维素样坏死等。

（2）代谢变化：局部分解代谢增强和局部渗透压升高。

（3）炎症介质形成和释放。

2．一般慢性炎症的病变特点是病灶内除有肉芽组织增生及局部被覆上皮或腺上皮增生外，还有大量巨噬细胞、淋巴细胞和浆细胞浸润。在某些特殊部位的一般慢性炎症，可形成具有一定形态特点的炎性息肉和炎性假瘤。

七、综合应用题

（1）右趾化脓性炎。依据：患者右蹋趾跌伤化脓并切开引流，说明有脓液，且形成了脓肿；白细胞 25.0×10^9/L，中性粒细胞 0.75，说明主要以中性粒细胞渗出为主；从足底向上 24 cm 皮肤呈弥漫性红肿，说明有蜂窝织炎。

（2）脓毒血症。依据：肺及大静脉血管内可见革兰阳性链球菌及葡萄球菌，白细胞升高，畏寒、高热等全身中毒症状；全身皮肤多数瘀斑，散在各处，以及内脏器官明显充血和肺转移性脓肿。

第五章　肿　瘤

一、单项选择题

1．C　　2．B　　3．A　　4．C　　5．C

二、多项选择题

1．ABCDE　2．ACE

三、判断题

1．×　　2．√　　3．×　　4．√

四、填空题

1．分化

2．浸润性生长　外生性生长

五、名词解释

1．肿瘤的异型性：肿瘤组织在细胞形态和组织结构上都与其起源组织有不同程度的差异，这种差异称为异型性。

2．原位癌：癌变的细胞仅局限于上皮层内，尚未突破基底膜向下浸润。

六、简答题

1．（1）形状：肿瘤的形状取决于其生长部位、生长方式和性质。肿瘤的形态多种多样，有乳头状、分叶状、囊状、息肉状、结节状和溃疡状等。

（2）大小：肿瘤的大小与其性质、生长时间和生长部位有密切关系。肿瘤的体积大小悬殊。恶性肿瘤因生长迅速，较早转移或危及患者生命，一般体积相对较小。

（3）颜色：肿瘤的颜色与其起源组织颜色相近。如纤维瘤呈灰白色，脂肪瘤呈黄色，血管瘤呈红色，黑色素瘤呈棕褐色或黑色。

（4）质地：肿瘤的质地与其起源组织、实质与间质比例及继发性变化有关。如平滑肌瘤、纤维瘤质韧，骨肿瘤质硬，脂肪瘤质软。

（5）数目：多数肿瘤表现为单个肿物，呈单肿瘤，如胃癌；少数肿瘤也可以呈多发瘤形式，如子宫的多发平滑肌瘤。有些肿瘤也可见数十个甚至上百个，如神经纤维瘤病。

2．（1）依习惯命名的肿瘤，如白血病、葡萄胎等。

（2）以人名命名的恶性肿瘤，如霍奇金淋巴瘤。

（3）以“瘤”命名的恶性肿瘤，如精原细胞瘤。

（4）以“母细胞”命名的肿瘤。有些肿瘤的形态与其起源的幼稚组织或细胞的形态形似，称为母细胞瘤。命名原则为起源组织+母细胞瘤。大多数为恶性肿瘤，如神经母细胞瘤、视网膜母细胞瘤；少数为良性肿瘤，如肌母细胞瘤、软骨母细胞瘤。

（5）在肿瘤前直接加上“恶性”命名，如恶性淋巴瘤。

七、综合应用题

1．患者的原发病变是慢性胃溃疡、重度慢性萎缩性胃炎和胃黏膜增生。

2．在慢性胃溃疡、重度慢性萎缩性胃炎和胃黏膜增生的基础上，胃黏膜细胞发生增生癌变，随淋巴道转移、血道转移和种植性转移进入淋巴结、肝、肺和卵巢，从而引起相应部位的癌变。

3．患者死亡的原因：癌细胞在体内形成大范围转移，严重破坏器官的正常结构和功能，因恶病质、胃癌并发溃疡出血导致失血性休克而死亡。

第六章　心血管系统疾病

一、单项选择题

1. B　　2. C　　3. B　　4. C　　5. D

二、多项选择题

1. ABCDE　2. ABCDE　3. ABC

三、判断题

1. ×　　2. √　　3. √　　4. √

四、填空题

1. 良性高血压　恶性高血压

2. 6 小时　8～9 小时　3 周

五、名词解释

1. 动脉粥样硬化：发生于大、中动脉血管壁内膜的病变，由于血浆中脂类物质在血管壁内膜过量沉积，引起内膜灶性纤维化，粥样斑块形成，导致管壁增厚变硬、管腔狭窄。

2. 高血压脑病：高血压病致脑水肿时，临床上可出现头痛、头晕、呕吐、视物模糊和暂时性意识障碍等表现，称为高血压脑病。

六、简答题

1. 高血压功能紊乱期是高血压早期阶段，特点是全身细小动脉间歇性痉挛收缩，血压升高呈波动状态，心、肾、脑等器官无器质性病变。患者偶有头痛、头晕，适当休息、治疗后可以痊愈。

2.（1）变质渗出期：表现为病变器官的结缔组织基质发生黏液样变性和胶原纤维发生纤维素样坏死，同时有淋巴细胞、浆细胞、单核细胞浸润及浆液、纤维素渗出。

（2）增生期：主要病变是形成具有诊断意义的风湿小体。镜下观察，整体病变区域呈圆形或梭形，中心部位可见纤维素样坏死灶，周围有较多的风湿细胞和成纤维细胞，外围有少量的淋巴细胞和单核细胞。

（3）纤维化期：风湿小体内的坏死物质逐渐被吸收，风湿细胞变为成纤维细胞，细胞间产生胶原纤维，使风湿小体逐渐纤维化，最后形成梭形瘢痕。

七、综合应用题

1. 该患者最可能的诊断是原发性高血压、脑出血、心功能不全、肾功能不全。

2. 诊断依据：① 有高血压病史，头痛、头晕，提示有原发性高血压。② 剧烈头痛、视物模糊、呕吐、右侧面神经麻痹及左侧肢体瘫痪，提示有脑出血。③ 双下肢浮肿，颈静脉怒张，提示心功能不全。④ 尿蛋白（+），提示肾功能不全。

第七章　呼吸系统疾病

一、单项选择题

1．D　　2．D　　3．B　　4．C　　5．D

二、多项选择题

1．ABCD　　2．ABCD　　3．ABCDE

三、判断题

1．√　　2．×　　3．×　　4．√

四、填空题

1．通气　换气　动脉血氧分压

2．肺小动脉

五、名词解释

1．大叶性肺炎：由肺炎球菌引起的以肺泡内弥漫性纤维素渗出为主的急性炎症。

2．慢性支气管炎：指由致炎因子引起的累及气管、支气管黏膜及周围组织的慢性非特异性炎症。

六、简答题

1．两肺散在分布大小不等、形状不规则、暗红色或灰黄色实变病灶，一般直径在 1 cm 左右，两肺下叶及背侧多见。严重者病灶互相融合成片，甚至累及全叶，形成融合性小叶性肺炎。

2．（1）慢性肺疾病：凡能引起弥漫性肺气肿及肺间质纤维化的肺疾病均可引起肺心病，以慢性支气管炎并发阻塞性肺气肿最常见。

（2）肺血管疾病：甚少见。如原发性肺动脉高压、反复发生的肺小动脉栓塞等。

（3）胸廓病变：较少见。如严重的脊柱弯曲、类风湿等使胸廓活动受限，不仅引起限制性通气功能障碍，还可导致肺血管扭曲、肺萎缩等，进一步使肺循环阻力加大引起肺动脉高压。

七、综合应用题

1．死者生前患有的疾病有慢性支气管炎、肺气肿、慢性肺源性心脏病、小叶性肺炎、肺性脑病。

2．死者的死亡原因是慢性肺源性心脏病并发肺性脑病。

3．死者疾病的发生发展过程：慢性支气管炎发展为肺气肿，又发展为慢性肺源性心脏病，后继发右心衰竭、肺性脑病、小叶性肺炎。

第八章　消化系统疾病

一、单项选择题

1．B　　2．C　　3．D　　4．C　　5．D

6．B　　7．B

二、多项选择题

1．ABCDE　2．ABCDE　3．ABCD　4．ABCD

三、判断题

1．×　2．√　3．×　4．√

四、填空题

1．龛影

2．库普弗细胞　间叶细胞　成纤维细胞

五、名词解释

1．消化性溃疡：以胃或十二指肠黏膜形成慢性溃疡为主要特征的一种常见病。

2．桥接坏死：肝小叶中央静脉与汇管区之间，或两个汇管区之间，或两个中央静脉之间出现相互连接的肝细胞坏死带。

六、简答题

1．（1）周期性上腹部疼痛：慢性消化性溃疡可呈周期性、规律性上腹部疼痛。胃溃疡表现为餐后 1～2 小时疼痛最明显的“饱痛”；十二指肠溃疡表现为“饿痛”，进食后有所缓解。

（2）反酸、呕吐：由于胃酸刺激，幽门括约肌痉挛及胃的逆蠕动，酸性胃内容物反流，出现反酸和呕吐。

（3）嗳气：由于消化不良，使胃内容物排空困难而发酵，引起上腹部饱胀及嗳气。

（4）X 线钡剂造影可见龛影。

2．（1）门脉高压症：主要临床表现有脾大、腹水、侧支循环形成和胃肠道淤血。

（2）肝功能不全：主要临床表现有蛋白质合成障碍、对激素灭活作用减弱、出血倾向、黄疸和肝性脑病。

七、综合应用题

1．死者的诊断是乙型病毒性感染、门脉性肝硬化、小叶性肺炎。诊断依据：① 死者曾出现厌油腻、食欲缺乏、乏力等症状。② 腹水、脾大、黄疸等体征。③ 乙肝表面抗原阳性。④ 肝功能检查结果。⑤ 尸体解剖检查结果。

2．（1）黄疸：与肝脏胆色素代谢障碍和肝内胆管阻塞有关。

（2）脾大：门静脉压力升高，脾静脉回流受阻，脾脏因长期慢性淤血而肿大。

（3）腹水：① 门静脉压力升高使毛细血管压力升高，管壁通透性增大。② 肝细胞受损后，合成白蛋白减少，使血浆胶体渗透压降低。③ 肝脏灭活激素的能力降低，使血中醛固酮和抗利尿激素水平升高，造成钠、水潴留，有利于腹水形成。

（4）蜘蛛痣：因肝脏对雌性激素的灭活功能降低引起。

（5）呕吐咖啡色液体：胃肠静脉回流受阻，黏膜淤血、水肿，引起出血，胃内出血在消化液的作用下变为咖啡色。

（6）昏迷：由于肠内含氮物质不能在肝内解毒而导致氨中毒，从而引起肝性脑病。

第九章 泌尿系统疾病

一、单项选择题

1. A　2. D　3. B　4. B　5. C
6. D　7. D

二、多项选择题

1. ABCD　2. ABCE　3. ABDE

三、判断题

1. √　2. ×　3. √

四、填空题

1. 新月体
2. 尿毒症　心力衰竭　脑出血

五、名词解释

大红肾：急性肾炎双侧肾脏轻至中度肿大，被膜紧张，表面光滑，因充血而色较红，故称大红肾。

六、简答题

1. 急性肾炎多见于儿童，主要表现为急性肾炎综合征。① 尿的变化：表现为血尿、轻度蛋白尿、管型尿、少尿或无尿。血尿为常见症状，可出现肉眼血尿或镜下血尿。② 水肿：出现较早，轻者为晨起眼睑水肿，重者可发生全身性水肿。③ 高血压：多数患者有高血压，可能是钠、水潴留，血容量增加所致。成人患者的症状不典型，可表现为高血压和水肿，常伴有血尿素氮增高。

2.（1）急性肾炎：儿童患者预后好，多数患儿肾脏病变逐渐消退，症状缓解和消失，少数转为急进性肾小球肾炎或慢性肾炎。成年患者预后较差，转变为慢性肾小球肾炎的比例较高。

（2）急进性肾小球肾炎：由于本病较重且进展快，预后极差，如不及时治疗，患者多在数周至数月后死于肾衰竭。

（3）慢性肾小球肾炎：病程进展的速度差异很大，但预后均极差，如不能及时进行血液透析或肾移植，患者多因尿毒症或高血压引起的心力衰竭或脑出血而死亡。

七、综合应用题

1. 死者的诊断应是慢性肾小球肾炎、尿毒症。

2. ① 多尿、夜尿、低比重尿：大量肾单位结构破坏、功能丧失后，血液流经残留肾单位时速度加快，肾小球滤过率增加，但肾小管重吸收功能有限，尿浓缩功能降低。② 高血压：由于肾小球硬化，使肾组织严重缺血，肾素分泌增多，肾素-血管紧张素系统激活而致血压升高；血压升高导致全身细、小动脉硬化，肾缺血加重，使血压持续升高。③ 嗜睡、昏迷：慢性肾小球肾炎发展为尿毒症，引起脑出血，表现出嗜睡、昏迷。

第十章　传染病

一、单项选择题

1. D　2. A　3. B　4. B　5. A　6. C

二、多项选择题

1. ABD　2. AE　3. BCD　4. ABC

三、判断题

1. √　2. ×　3. √　4. √

四、填空题

1. 浸润型肺结核
2. 急性细菌性痢疾　慢性细菌性痢疾　中毒性细菌性痢疾

五、名词解释

细菌性痢疾：简称菌痢，是由痢疾杆菌引起的一种常见肠道传染病。

六、简答题

1. 病变特征是形成由肺内原发灶、结核性淋巴管炎和肺门淋巴结结核三者组成的原发复合征。① 原发病灶：结核杆菌经支气管到达肺组织最先引起的病变，多位于通气较好的肺上叶下部或下叶上部靠近胸膜处，通常有一个，灰白色，早期为渗出性病变，继之病灶中央发生干酪样坏死，周围形成结核结节。② 结核性淋巴管炎：结核杆菌游离或被巨噬细胞吞噬，很快侵入局部淋巴管，引起结核性淋巴管炎。③ 肺门淋巴结结核：结核杆菌随淋巴液引流到达肺门淋巴结，引起肺门淋巴结结核，表现为淋巴结肿大和干酪样坏死。

2. 慢性细菌性痢疾常由急性菌痢转变而来，病程超过 2 个月。肠道内病变此起彼伏，新、旧病变并存，肠壁不规则增厚、变硬，甚至肠腔狭窄。临床表现为腹痛、腹胀、腹泻，或腹泻和便秘交替出现的肠道症状。

七、综合应用题

1. 该患者最可能的诊断是急性细菌性痢疾。

2. 痢疾初期因肠黏膜分泌亢进，可表现为水样便或黏液便，后因假膜溶解、脱落而转为黏液脓血便。由于炎症刺激直肠壁内的神经末梢及肛门括约肌，患者出现里急后重和排便次数增多症状。

第十一章　水、电解质代谢紊乱

一、单项选择题

1. A　2. D　3. C　4. C　5. C
6. D　7. B

二、多项选择题

1．ABCDE　2．ABDE

三、判断题

1．×　　2．√　　3．×

四、填空题

1．5.5 mmol/L　3.5 mmol/L

2．水肿

五、名词解释

高渗性脱水：失水大于失钠，血清钠浓度＞150 mmol/L，血浆渗透压＞310 mmol/L，细胞内、外液量均减少，又称低容量性高钠血症。

六、简答题

1．（1）肾性因素：长期连续使用利尿剂、肾实质性疾病、肾小管酸中毒、肾上腺皮质功能不全等因素，使肾小管对钠重吸收减少，导致 Na^+排出增多。

（2）肾外性因素：呕吐、腹泻或胃肠引流丢失大量消化液，大量出汗、大面积烧伤、大量抽取胸腔积液或腹水后仅补水而未补钠盐。

2．（1）钾摄入过多：如经静脉输入过多钾盐或输入大量库存血。

（2）钾排出减少：主要是肾排钾减少，是引起高钾血症最主要的原因。常见于急性或慢性肾功能衰竭、醛固酮分泌减少或机体对醛固酮的反应低下、长期使用保钾利尿剂等。

（3）细胞内钾向细胞外转移：主要见于酸中毒，高血糖合并胰岛素不足，β 受体阻断剂、洋地黄类药物等的使用，组织分解（如溶血和挤压综合征），缺氧，遗传性高钾血症型周期性瘫痪等。

七、综合应用题

1．该患者入院时发生高渗性脱水。依据：① 患者出现呕吐、腹泻、发热，口渴、尿少，汗少，皮肤、黏膜干燥。② 实验室检查结果显示血清 Na^+ 155 mmol/L，血浆渗透压 320 mmol/L。

2．该患者经治疗后发生了低渗性脱水。原因：呕吐、腹泻丢失大量液体后，处理措施不当，只输注了葡萄糖溶液而忽略补钠。

第十二章　酸碱平衡紊乱

一、单项选择题

1．A　　2．D　　3．D

二、多项选择题

1．ACD　2．BC

三、判断题

1．√　　2．×

四、填空题

1．呼吸性酸中毒　呼吸性碱中毒

2．代谢性碱中毒　代谢性酸中毒

五、名词解释

1．呼吸性酸中毒：以血浆中 H_2CO_3 原发性增高为特征的酸碱平衡紊乱。

2．代谢性碱中毒：由于血浆中 HCO_3^- 原发性增多导致的酸碱平衡紊乱。

六、简答题

1．（1）CO_2 排出减少：多见于呼吸中枢抑制、呼吸肌麻痹、呼吸道阻塞、肺部疾患、胸廓病变等导致的肺通气功能障碍，使体内 CO_2 潴留。

（2）CO_2 吸入过多：多见于通风不良的环境（如坑道、矿井等）或呼吸机使用不当等。

2．（1）酸性物质丢失过多：如严重呕吐、胃肠减压等导致的胃液大量丢失；肾上腺皮质激素分泌过多或利尿剂使用不当，导致肾小管对 H^+ 的排泌作用加强。

（2）碱性物质摄入过多：常见于口服或输入过多碳酸氢钠，大量输入含枸橼酸盐的库存血。

（3）低钾血症：低钾血症时，因细胞外液 K^+ 浓度降低，细胞内 K^+ 向细胞外转移，与细胞外 H^+ 交换，引起细胞内酸中毒和细胞外碱中毒。

第十三章　发　热

一、单项选择题

1．B　2．C　3．B　4．A　5．B　6．C

二、多项选择题

1．ABE　2．BD

三、判断题

1．×　2．√　3．×

四、填空题

1．革兰阴性菌的内毒素

2．返回到正常水平　减少　增多　下降

五、简答题

（1）稽留热：体温持续在 39～40 ℃甚至更高水平，24 小时内波动不超过 1 ℃，常见于大叶性肺炎、伤寒等。

（2）弛张热：持续高热，24 小时内波动超过 1 ℃，可达 2～3 ℃，见于风湿热、败血症、化脓性炎症等。

（3）间歇热：体温骤升至 39 ℃以上，持续数小时后又迅速降至正常水平，每日或隔日反复一次，见于疟疾、急性肾盂肾炎等。

（4）回归热：体温升至 39 ℃以上，数天后逐渐降至正常，持续数天后又逐渐升高，见于布鲁菌病、回归热等。

（5）不规则热：发热持续时间不定，体温波动范围及热型曲线无规律，见于结核病、小叶性肺炎等。

六、综合应用题

1．该患儿处于发热的体温上升期。

2．体温上升期，调定点上移，体温调节中枢发出指令通过交感神经引起皮肤血管收缩、血流减少，竖毛肌收缩，导致皮肤温度降低和散热减少；同时指令到达产热器官，引起骨骼肌收缩和物质代谢加强，使产热增加。

第十四章　缺　氧

一、单项选择题

1．B　　2．A　　3．C　　4．D　　5．C

6．D

二、多项选择题

1．ABE　　2．ABCDE

三、判断题

1．×　　2．×　　3．√

四、填空题

1．低张性缺氧　血液性缺氧　循环性缺氧　组织性缺氧

2．循环性　组织性

五、名词解释

1．血氧含量：100 mL 血液中实际含有的氧量。

2．组织性缺氧：机体向组织供氧正常，但细胞、组织利用氧的能力减弱而引起的缺氧。

六、简答题

（1）低张性缺氧：动脉血氧分压、动脉血氧含量、血氧饱和度降低，血氧容量一般正常，动-静脉血氧含量差减小或变化不明显。

（2）血液性缺氧：动脉血氧分压、血氧饱和度正常，血氧容量、动脉血氧含量、动-静脉血氧含量差减小。

（3）循环性缺氧：动脉血氧分压、血氧容量、动脉血氧含量、血氧饱和度均正常，动-静脉血氧含量差增大。

（4）组织性缺氧：动脉血氧分压、血氧容量、动脉血氧含量、血氧饱和度均正常，动-静脉血氧含量差减小。

七、综合应用题

1．该患者最可能的诊断为一氧化碳中毒。依据：关紧门窗生炉取暖；神志模糊，皮肤、黏膜呈樱桃红色；血氧容量、动脉血氧含量下降，动脉血氧分压正常。

2．该患者属于血液性缺氧。发生机制：CO 与 Hb 的亲和力是氧的 210 倍，当吸入气体中含有 CO 时，Hb 更易与之结合形成 HbCO 而失去携氧的能力。同时，CO 还可抑制红细胞内糖酵解，使氧的释放减少，加重组织缺氧。

第十五章　休　克

一、单项选择题

1．A　　2．A　　3．A　　4．A　　5．C

二、多项选择题

1．ABC　　2．ACE

三、判断题

1．√　　2．×

四、填空题

1．微循环障碍

2．微循环缺血期　微循环淤血期　微循环衰竭期

五、简答题

（1）微循环缺血期：少灌少流，灌少于流，微循环呈缺血、缺氧状态。

（2）微循环淤血期：灌而少流，灌大于流，微循环呈淤血、缺氧状态。

（3）微循环衰竭期：不灌不流，微循环呈衰竭状态。

六、综合应用题

1．根据该男性的症状，可判断其处于休克晚期。

2．（1）此期微循环灌流特点：不灌不流，微循环呈衰竭状态。

（2）发生机制：休克晚期，严重缺氧和酸中毒使微血管平滑肌高度麻痹、扩张，并对血管活性物质失去反应，微循环严重淤血，使血流缓慢或停止。由于严重缺氧和酸中毒损伤血管内皮细胞，使内皮下胶原纤维暴露，激活内源性凝血系统，同时由于血流缓慢或血液进一步浓缩，血小板和红细胞易于集聚，引起 DIC。